オーラルフレイル対策の最前線

人は口から老化する！

小林健一郎
こばやし歯科クリニック院長

栂安秀樹
つがやす歯科医院院長

櫻井 薫
東京歯科大学名誉教授

林 甫
林歯科医院院長

現代書林

はじめに

噛めない、むせる、口の中が乾く、粉薬がほっぺに残る……。こんな症状があったら、「オーラルフレイル」かもしれません。

オーラル（Oral）は口、フレイル（Frailty）は虚弱という意味で、オーラルフレイルは「口の機能の低下」「口の老化」のことです。口とその周りにはたくさんの筋肉が集中しています。私たちが硬いものを含め、さまざまな食べ物を噛んだり、すりつぶしたり、飲み込んだりできるのはこうした筋肉の働きのおかげです。

加齢とともに身体が衰えるように、口の機能にも衰えがきます。口の衛生状態が悪かったり、むし歯や歯周病の治療が途中だったり、合わない入れ歯を使っていたりすると機能の低下が進みます。

また、硬いものが噛みにくいからと、やわらかいものばかり食べていると廃用症候群（使わない状態が長く続くことで起こる、さまざまな心身の機能低下）から、同じように口の機能が悪くなります。さらに口の筋肉は日々の会話によって自然に鍛えられ、人と話す機会がなくなると弱まります。一人暮らしが増えている日本において、多くの人々はオーラルフレイルになりやすい環境にあるといえます。

研究により、オーラルフレイルは早い人だと老眼と同じように40〜60代から認められることがわかっています。しかし、初期は自覚症状にとぼしいため、ほとんどの方が気づいていません。さらに放置してしまうと、やがて治療が必要な口腔機能低下症に移行します。

それ以上に問題なのは、オーラルフレイルを含む口の機能が低下すると、身体的フレイルや誤嚥《ごえん》性肺炎、認知症、転倒・骨折などのリスクが高くなり、将来的に要介護になりやすいことです。このように、将来的に起こる大きな問題に備えるには、今から口の機能を鍛え、高齢になってもできるだけ自分の口で食べられるように維持することが大事です。そのために何かできることはないかと考え、今回、出版を決めました。

本書に登場する歯科医師は、私を含め4人です。全員が同じ東京歯科大学でオーラルフレイルなどを研究する老年歯科医学の研究室にいた同門で、この分野の専門家集団です。

第1章と第2章に登場する櫻井薫歯科医師は私が研究室に所属していたときに教授を務められ、オーラルフレイルの先に起こる口腔機能低下症の診断と管理の確立に尽力された中心的な人物の一人です。

本書ではまだ、あまり知られていないオーラルフレイルの実態から、読者の皆さんができるセルフチェック、セルフケアの方法までを解説してもらいました。

一方、私を含む3人の歯科医師は地域で早い時期から訪問歯科診療に取り組み、オーラルフレイルを含む口腔機能低下症や高齢者の咀嚼《そしゃく》障害、嚥下障害の治療を行ってきました。

噛めるようにする、飲み込めるようにすることだけではオーラルフレイル対策は十分とはいえません。口や歯を治すだけでなく、栄養チェックや栄養指導、さらには孤食を防ぐ取り組みなど、診療にとどまらない包括ケア的な取り組みが必要です。

そのためにやり方は違っても、各自が地域で講演会を開いたり、相談窓口を作ったり、さらに現場では管理栄養士や介護スタッフ、看護師、介護施設や病院と連携し、食を通じた指導もしています。

第3章以降ではそうした取り組みについても詳しく紹介しています。

地域のつながりが希薄になり、高齢者の独居が増えるなか、孤食が当たり前となり、人と会話をする機会がますます少なくなっています。こうした環境がますますオーラルフレイルを加速させています。

私自身は歯科医師という仕事を通じて、地域の方々がおいしく健康に食べ、楽しく話し、「この町に住んでよかった」と思えるような町創り、地域文化創りの一端を担うことを最終目標に、日々できることに取り組んでいます。本書が読者の皆様のお役に立てれば幸いです。

2020年2月

こばやし歯科クリニック院長　小林健一郎

目次

第2章◉オーラルフレイルにならないための習慣

櫻井薫（東京歯科大学名誉教授）

第3章◉オーラルフレイルを防ぐ――東京都江戸川区での取り組み

小林健一郎（こばやし歯科クリニック院長）

Contents

第4章 ◉ オーラルフレイルを防ぐ——北海道帯広市での取り組み

梅安秀樹（つがやす歯科医院院長）

第5章◉オーラルフレイルを防ぐ——京都府京都市での取り組み

林甫（林歯科医院院長）

第1章

オーラルフレイル「口の老化」に要注意

櫻井 薫
東京歯科大学名誉教授

オーラルフレイル対策が健康寿命を延ばす

この本のタイトルにある「オーラルフレイル」という言葉は読者の皆さんにとって、なじみがあるようでないような、そんな言葉ではないでしょうか?

「フレイル」は近年、広まってきている言葉なので、多くの人が耳にしたことがあると思います。フレイルは英語でいう「Frailty」で、日本語に直すと「虚弱」です。

医学的には、「高齢期になり、心身の機能や活力が衰え、要介護の危険が高まりつつある」状態をフレイルといいます。

なお、フレイルには身体の衰えだけでなく、心や社会性の衰えも含まれます。そして「オーラルフレイル」はこの身体的フレイルが口の機能に起こっている状態です。

オーラルフレイルは「年をとった影響」や「歯の噛み合わせの不良」「むし歯や歯

周病などで噛めなくなる、歯を失う」「入れ歯の不具合」などにより、噛む力、舌の力、頬の力、飲み込む力が低下した状態をいいます。そのため、硬いものが噛めなくなったり、滑舌が悪くなったり、食べ物や飲み物でむせやすくなったりという症状が起こってくるのです。

しかし、オーラルフレイルは口をよく動かす、よく噛むなどの心がけをすることで機能が維持できる、または低下した機能を回復させることができます。

一方、オーラルフレイルを放置してしまうと機能が少しずつ悪化し、食べること、飲み込むことに支障が生じる咀嚼障害、嚥下障害が誘発されます。要介護の高齢者にはこうした方々が多いのが現状です。

口の機能の衰えは身体の衰えよりも先にやってきます。だからこそ、私たち専門医はオーラルフレイル対策に今すぐ取り組んでいただくよう、お願いしています。

高齢者を専門で診る「老年歯科」で気づいたこと

私が専門にしている老年歯科は、わかりやすくいうと高齢者専門の歯科です。あまり知られていませんが、子どもの歯の専門が小児歯科であるように、高齢者の歯の専門家もいるのです。

高齢者に入れ歯を作ることがあります。入れ歯には部分入れ歯、総入れ歯がありますが、いずれも患者さんの口に合わせて作るオーダーメイドです。

患者さんが満足できる入れ歯を作るのは簡単ではありません。口の中にフィットし、装着時の噛み合わせが正しい位置にないと、入れ歯が口の中で動いて「痛い」「噛めない」「外れそう」などのトラブルが起こります。

また、ぴったり合う入れ歯を作っても、装着直後には違和感があるのが普通です。

このため、入れ歯ができあがった後はリハビリ期間を設け、患者さんがうまく使えるようにしていきます。具体的には患者さんの口の中の様子や痛みなどの訴えを聞きながら、噛み合わせや歯ぐきにあたる床《しょう》の当たり具合の微調整などをしていきます。

さて、私は東京歯科大学老年歯科補綴学講座に所属していました。

歯科補綴学とは、歯・口腔・顎・その関連組織の先天的欠如および後天的欠損・喪失や異常を人工装置によって修復し、喪失した形態や障害された機能を回復するために必要な理論と技術を考究する学問です。

大学の附属病院には入れ歯のなかでも特に製作が難しいとされている顎が痩せている患者さん、噛み合わせに問題がある患者さんなどがたくさん紹介されてきました。

そうした患者さんに、自信をもって入れ歯を作り、「以前より、よく食べることができるようになりました」と喜んでいただくことがやりがいでもありました。

そんな日々を送っていたある日のことです。

自信をもって作った新しい入れ歯にもかかわらず、「まだ食事に時間がかかる」という想定外の訴えを患者さんからいわれました。

完璧な入れ歯なのに「噛めない」！ その理由とは

前述の患者さんは「最近、食事にすごく時間がかかる」という悩みを訴え、地元の歯科医院から紹介されて私のところにやってきた方でした。

難しいケースであることは間違いなかったので、細心の注意を払い、それこそ、「これなら絶対に満足してくれるだろう」と渾身の力をこめて入れ歯を作りました。できあがった入れ歯は口にぴったりフィットし、痛みもなく、噛み合わせも完璧です。しかし……入れ歯の調整を繰り返しても、患者さんの「食事に時間がかかる」という悩みは解決されないままだったのです。

私は非常にショックを受け、あらゆる資料を調べたり、嚥下専門の歯科医師に相談したりして、原因を探りました。そうこうしているうちに、「食事に時間がかかる」原因が歯ではなく、舌の機能低下によるものではないかと推察するようになりました。

同じような患者さんの悩みを解決するには入れ歯を作る前に口や舌、唇、飲み込みなどに関係する筋肉を鍛え、咀嚼力や嚥下力をアップする必要があるのではないかと思いました。

こう考えた私は入れ歯を作る前に、口の機能を高めるリハビリを実施するようにしたのです。

その結果、以前のような問題がなくなっていきました。

逆に口の機能がアップした患者さんの食べる力、飲み込む力が高まり、新しい入れ歯にした後、食欲が増して体重が増えたり、元気になったりというケースが増えてきたのです。

寝たきりの人でも食べられるようになる

多くの老年歯科の専門医が同じような経験をしていました。要介護者の急激な増加はもちろん、2004年4月に介護保険法が施行され、訪問歯科診療に従事する歯科医師が増え、高齢者の口の中を診る機会が増えたことも大きかったと思います。

訪問歯科診療についての詳細は第3章以降に詳しく書かれていますが、要介護で寝たきりの高齢者のなかには、咀嚼障害や嚥下障害があるために、きざみ食やとろみ食などを食べるのがやっと、という方が少なくありません。

もちろん、脳梗塞などの病気が原因で食べられなくなることもありますが、廃用によって口腔機能が低下してしまった人がほとんどなのです。

つまり、「壮年期から口の機能を低下させないトレーニングをしていれば、もっといい状態を保つことができたであろう」というケースでした。一方、回復力が期待できる人には食べる機能や飲み込む機能を高める治療をすると、口からおいしく食べることができるようになる患者さんも増えてきました。

その後、この分野において歯科医師や医師などによるさまざまな研究が行われるようになり、口の機能の低下が身体的フレイルや身体的フレイルの大きな原因となるサルコペニア（筋肉量が減少して筋力低下や、身体機能低下をきたした状態）よりも早い段階で現れること、そして、口の機能低下が進行していくことが将来的な要介護のリスクを高めることが明らかになってきました（37ページに詳細）。

また、口の機能の低下があるグループでは、総死亡リスクが2・1倍という衝撃的な結果も報告されました。

こうしたなか、口の機能を改善させ、さまざまなものを噛める、飲み込める期間をできるだけ長くすることが健康寿命につながり、要介護を減らすのではないかと確信した私たち老年歯科のグループ（日本老年歯科医学会）は、「口腔機能低下症」という概念を提唱し、口の機能を維持することの大切さを啓発することにしたのです。

国もこの動きに理解を示してくれました。

そして、口のわずかな衰えが進行し、治療が必要なものについては、診断基準を設け、「口腔機能低下症」という病気として、2018年から歯科医院で治すことのできる保険診療の対象として認められました。

「食べる」メカニズムとは

話を元に戻し、あらためてオーラルフレイルとは何かについて詳しく解説していきたいと思います。そのためにはまず、食べるメカニズムを理解していただく必要があります。

食べ物を噛んだり、飲み込んだりする一連の流れには、口のあらゆる部位や筋肉が総動員され、機能しています。

適当な量の食べ物を口に入れる際、まず噛み切る動作をします。その後、舌や頬を使って食べ物を奥歯の上に移動させ、奥歯を使って細かく噛み砕きます。

噛み砕かれた内容物は唾液と混ざり合いながら、舌でのどの入り口に運ばれます。ここから意識して「飲み込む（嚥下）」ことで食べ物は食道に送られます。このときには唇をしっかりと閉じ、食べ物が外にこぼれないようにしています。

こうした一連の働きのうち、いずれかが弱ってくると食べることに少しずつ支障が出てきて、オーラルフレイルとなるわけです。

話すことにも支障が生じる

口の働きとして、食べることともう一つ、「話す」ということを忘れてはなりません。話す機能をつかさどる主要な部分はのどの奥にある声帯です。しかし、話すためには、ただ声を出すだけでなく、「あ」「う」といったように声に変化をつけて、「言葉」にしなければいけません。そのために私たちは舌や口全体をさまざまな形に動かしています。実際に「あ、い、う、え、お」と発声してみると、それぞれ口や舌の形を変えていることがわかります。

このため、口の機能が低下し、オーラルフレイルになるとしゃべることに支障が生じたり、舌が回らなくなったりするのです。

自覚にとぼしいオーラルフレイル

オーラルフレイルの怖いところは、最初の頃はほとんど自覚症状がないまま進行することです。しかも、データを取りますと、比較的若い時期、50～60代からオーラルフレイルの方が少しずつ増えていきます。

この年代から歯周病などで歯を失う人が急速に増えてきます。

歯周病で抜けた歯の後をそのままにしておくと、上下の噛み合わせが悪くなります。また、歯が抜けないまでも、歯が悪いまま、グラグラした状態を放置しておくと、噛みごたえのある硬いものを控えるようになり、それとともに咀嚼力が衰え、徐々に口の筋肉が低下していきます。

合わない入れ歯を入れている場合も噛めなくなるので、同じ道をたどります。

一方、私のこれまでの経験では数は少ないですが、70～80代の方でもオーラルフレイルが認められない健康な方もいるのです。

年をとっても、「ステーキが大好き」「するめも平気で噛める」という方たちです。筋肉ムキムキの高齢ボディビルダーがいるように、口の筋肉を鍛え、むし歯や歯周病の管理をきちんとしていれば、年をとっても若々しい口を維持できる可能性はあるということです。

つまり、日々の努力によって、オーラルフレイルを予防、進行させないことは十分に可能ということです。

オーラルフレイルチェックをしてみよう

オーラルフレイルのセルフチェック項目としては、次の9項目があります。このうち一つでもあてはまればオーラルフレイルの可能性が高いといえます。

読者の皆さんも思い当たることがないか、チェックしてみてください。

【オーラルフレイルチェック】

①硬いものが食べにくくなった
②汁物を飲むときに時々、むせるようになった
③口の中が乾くようになった
④口臭がするようになった
⑤薬を飲み込みにくくなった
⑥滑舌が悪くなった
⑦食事に時間がかかるようになった
⑧食べこぼしをするようになった
⑨食後に口の中に食べ物が残るようになった

では、次にそれぞれのチェック項目について、具体的に解説していきましょう。

①硬いものが食べにくくなった

するめや繊維の多い葉物野菜、弾力のある肉などを咀嚼するためには、噛む際に強い力が必要です。

オーラルフレイルになると、噛む力が衰えるため、こうした食材を避けるようになります。そして、ごはんやパン、うどんなどやわらかい食べ物を好むようになります。

その結果、たんぱく質やビタミン、ミネラルが不足しがちになります。

身体的フレイル予防のためには、筋肉をつけるために一日に体重1kgあたり1g以上のたんぱく質の摂取が必要とされています。そのためには肉類も含むさまざまな食材をバランスよく摂る必要があり、オーラルフレイル対策が必要になってきます。

また、オーラルフレイルの人が多く摂りがちなやわらかいものには糖質が多いため、糖尿病の人は血糖値が上がりやすくなります。

最近は糖尿病の治療をしている医師から、「患者さんの口の機能が悪く、十分に噛めないために食事療法がうまくいかず、糖尿病が悪化してしまうケースが増えている。どうにかなりませんか?」といった相談を歯科医師が受ける機会が増えているのです。

②汁物を飲むときに時々、むせるようになった

むせるのは、飲んだものが本来入るべき食道ではなく、気管に入りかけてしまい、これを吐き出そうと咳や痰が出るためです。急いで飲食をしたときに、一時的にむせることは誰にでもありますが、回数が増えるようになってきた場合、オーラルフレイルにより、嚥下(飲み込む)にかかわる筋力が衰えている可能性が高いのです。

飲み込む力がさらに衰えると、飲み物や食べ物などが気道に入り込んだまま、吐き出せなくなる「誤嚥《ごえん》」が起きやすくなります。お菓子やおもちなどの固形物が気道に入ると、窒息し、命にかかわることがあります。

また、誤嚥性肺炎といって、食べ物が肺に入り、そこに付いていた細菌により肺炎

を引き起こすこともあります。高齢者の場合、歯磨きなどが十分にできず、唾液の分泌も減っていることから、口の中が汚れ、細菌が繁殖していることが多いのです。誤嚥性肺炎を繰り返すと、生命にかかわることも少なくありません。

実際、2018年の死亡原因はがん、心血管疾患、老衰、脳血管疾患に次ぎ、5番目が肺炎です。その多くは75歳以上の後期高齢者であり、誤嚥性肺炎で亡くなる人が多いという事実があります。

③口の中が乾くようになった

唾液は噛むことによって分泌されます。そのためオーラルフレイルになると唾液の分泌量が減り、口の中が乾きやすくなります。

唾液が減ると咀嚼や飲み込みが難しくなるため、ますます口を動かしにくくなるという悪循環に陥ります。

また、唾液には食べ物の消化を助けたり、味を感じやすくしたりする働きや、口の中の汚れを洗い流したり、酸を中和して口の中を中性に保ったり、細菌の繁殖を抑えてむし歯を防いだりといった、身体の健康にとって役立つ働きがたくさんあります。オーラルフレイルで唾液が減り、口が乾くということは全身の健康にとってもマイナスといえるのです。

④口臭がするようになった

口臭の原因の多くは口の中に存在する嫌気性菌という細菌です。この菌が食べカスの中のたんぱく質やアミノ酸を分解したときに出る、揮発性の硫黄化合物の臭いです。この嫌気性菌がつきやすいのが舌で、舌の表面に集まると白色や茶色の苔、「舌苔《ぜったい》」になります。舌苔があると、そこから強い口臭が発生します。

また、歯周病菌が繁殖している口からは、やはり口臭が発生します。

口の中に細菌が多いということは、知らず知らずのうちに、口のケア、口の健康にご自身が無関心になっている証拠です。

このため、オーラルフレイルのサインの一つとして重要視されています。また、口の中の細菌が多いと前述の誤嚥性肺炎につながります。

⑤ 薬を飲み込みにくくなった

錠剤が口に残る、なかなか飲み込めず、のどや食道のあたりに残ってしまう、薬を飲むために水を何度も飲まなければならない、粉薬でむせるといった症状はオーラルフレイルの兆候です。飲み込む働きを担う口やのどの筋肉が衰えている可能性があります。

高齢者の場合、さまざまな病気を持っている人が多く、飲んでいる薬の数が多くなります。

きちんと服用できないと命にかかわることもあり、身体に必要な薬の服用を続けていくためにも、オーラルフレイル対策は大事です。

⑥ 滑舌が悪くなった

オーラルフレイルになると、話すことに少しずつ支障が生じ、滑舌が低下したり、話すときに口が回らなくなります。

会話をしているときに家族などから、「ちょっと、聞き取りにくいね」「なんていったの？」などといわれることが多くなってきた場合は要注意です。

滑舌が悪くなる理由として、舌や口の周りの筋肉の低下があります。

しゃべることに支障が出始めると、友達と会ったり社会参加への意欲が衰えてしまいます。

他人とのコミュニケーションは認知症予防にも効果があるといわれており、脳の活性化のためにもオーラルフレイル対策は欠かせないのです。

⑦食事に時間がかかるようになった
⑧食べこぼしをするようになった

噛むこと、飲み込むことに支障が出てくると一回の食事に時間がかかるようになります。食事に時間がかかると、食べることが楽しくなくなってしまうかもしれません。オーラルフレイルになると、味覚も鈍感になりやすいといわれています。

食べこぼしは口を閉じたり開いたりするために、必要な唇の運動機能の低下などが中心となって生じます。

もぐもぐと噛むときは、本来、唇は閉じているものですが、その機能が弱まると、口の端あたりから食べ物や飲み物がこぼれてきます。

食べこぼしが多いこともまた、食事の時間が長くなる要因の一つです。

⑨ 食後に口の中に食べ物が残るようになった

口の中に食べ物が広がりそうになると、無意識のうちに舌や頬の力を使って、食べ物を歯のほうに寄せる動きをします。

さらに細かくなった内容物をのどへ移動させる際も、口の中に残らないようにうまく移動させています。

オーラルフレイルになると口の機能が低下することで、こうした働きがうまくいかなくなり、口の中に食べ物が残りやすくなります。

場所としては頬と歯の間に食べ物が残ることが多いようです。合わない入れ歯を使っている場合もこうしたことがあります。

オーラルフレイルを予防すれば、要介護のリスクが減る

2016年の厚生労働省統計によると、日本人の健康寿命は男性72・14歳、女性74・79歳で年々延びてはいるものの、平均寿命との差が男性8・84年、女性12・35年と差があります。

要介護の期間が平均的にはこれだけ長いということです。

しかし、オーラルフレイル対策に取り組むことで、健康寿命が大きく延びることはほぼ確実です。口の機能が良好な人は要介護のリスクが低いことがさまざまな研究からわかっています。

具体的には、口の機能が良好であると、要介護の原因となる病気やけがが少ないことがわかっています。

ちなみに、内閣府が調査し、発行している『高齢社会白書』の最新版（平成30年版）では、65歳以上で介護になった人の主な原因は1位が認知症、2位が脳卒中などの脳

血管疾患で、第3位が衰弱、4位が骨折・転倒となっています。
では、代表的な研究のなかからいくつかを紹介し、解説していきましょう。

噛み合わせが悪いほど、動脈硬化のリスクが上がる

脳血管障害は大きく「脳出血」と「脳梗塞」に分類されます。このうち、近年、増えているのが脳梗塞。簡単にいうと脳の血管が詰まる病気です。

脳梗塞の最大の危険因子は動脈硬化ですが、70歳、1000人を対象にした調査で、歯周病の重症度が上がるほど、また噛み合わせの状態が悪くなるほど、動脈硬化のリスクが上がるという結果が得られています。

さらに細かく示すと、重度の歯周病があるグループは歯周病になっていないグループの2倍、噛み合わせについては喪失（奥歯が失われたりして噛めない）グループで、噛み合わせが良好なグループの2倍、リスクが高いという結果でした。

歯周病にかかっていて歯がグラグラしていたり、噛み合わせが困難になると食べ物の咀嚼が難しくなります。この結果、野菜や魚介類などビタミンやカルシウム、食物繊維や不飽和脂肪酸など、動脈の血流をよくする栄養素が不足するために、このような結果になるのではないかと考えられています。

歯がほとんどなく、入れ歯をしていない人の認知症リスクは約2倍

２０２５年には約７００万人（高齢者の5人に1人）になると推計されている認知症、誰もが避けたいと考えているはずです。この認知症と歯についての関係を示した研究があります。

65歳以上の日本人健常者、４４２５人を4年間追跡した調査で、歯がほとんどなく、入れ歯未使用の人は、歯が20本以上ある人に比べて認知症を発症した割合が高く、最大のリスクは１・９倍という結果が得られています。

一方で、歯がほとんどない人のうち、入れ歯を使っているグループでは、認知症の発症割合は歯が20本以上ある人と同程度でした。

歯が失われ、入れ歯を使用しないままでいると、しっかり噛むことができなくなり、脳への刺激が低下してしまいます。また、前述のように栄養もバランスよく摂取できません。こうしたことが認知症のリスクを上昇させたといえるでしょう。

実は動物実験では、歯がなくなると認知機能が低下するという報告があります。人間の場合、入れ歯やインプラントなどできちんと噛めるようにすることで、認知症のリスクは抑えることができるのは幸運なことでしょう。

歯の本数が少ない人は骨折・転倒が多い

高齢になるとバランスを保ちにくくなるために、段差のほとんどない床でも転倒しやすくなります。また、骨がもろくなっているため、尻もちをついただけで骨折しやすくなります。

こうした骨折・転倒が要介護の原因になることはよく知られています。なかでも大腿骨の骨折は要介護の原因の約10％を占め、この部位の骨折を防ぐことはとても大切です。

骨折・転倒がオーラルフレイルに関係するというのは意外かもしれませんが、どうやらかかわりがあることは間違いなさそうです。

例えば噛み合わせと転倒に関する調査では、1年間に2回以上転倒したグループは1回以下しか転倒していないグループに比べ、歯が大きく失われているなどの噛めない状態の人が多いという結果が得られました。

一方、こうした歯のない人のうち、10人に入れ歯を装着したところ、調査が継続できた7人は全員、転倒回数が大きく減少したということです。

また、別の研究で、地域に在住していて日常生活動作が自立できており、一度も転倒経験がない65歳以上の1763人を対象にした調査があります。これらの人たちの3年間の転倒経験と歯の数や入れ歯の使用についてのかかわりを調査したところ、残っている歯が19本以下で、入れ歯を使っていないと回答したグループでは、20本以上残っているグループと比べ、転倒のリスクが2・5倍も高いという結果でした。

歯を失って噛めなくなり、かつ入れ歯などを装着しないでいると、身体のバランスが崩れたときに対応できず、骨折に至る可能性が高いことが推察されています。

いかがでしょうか？

オーラルフレイル対策は元気で生き生きと年を経るため、健康長寿の実現のためになくてはならないものだと理解していただけたのではないかと思います。

第2章では具体的な対策について紹介します。自宅で簡単にできるセルフケアも多く掲載しました。

人生100年時代といわれる今、後半の人生を生き生きと過ごすために、今日からオーラルフレイル対策に取り組んでいきましょう。

第 2 章

オーラルフレイルにならないための習慣

櫻井 薫
東京歯科大学名誉教授

オーラルフレイルにならないための習慣は日常生活のちょっとしたコツにあります。オーラルフレイルの兆候がある場合も次に紹介するセルフケアで進行の予防、機能の改善ができます。早速、始めてみましょう。

オーラルフレイル対策① いろいろなものを食べよう

口や舌、のど、頬といった場所には、食べたり、話したりするための筋肉が張りめぐらされています。足腰を丈夫にするのと同じように、口の働きを丈夫にするにはバランスよく十分な栄養を摂り、必要な筋肉を維持する必要があります。

高齢の人は菓子パンなどのやわらかい食品が多い一方、硬い肉や野菜をあまり食べないケースが多いのですが、このような食事を続けていると糖質、脂質の摂取が多くなり、たんぱく質、ミネラル、ビタミン、食物繊維が不足してしまいます。これらを日々の食事で積極的に摂るようにしましょう。

筋肉の維持に欠かせないたんぱく質は肉や魚、卵などに多く含まれます。ミネラル、ビタミンのうち高齢者に不足しがちなのは亜鉛、鉄、ビタミンＢ12です。

このうちビタミンＢ12と鉄は動物性の食品（肉）から吸収するのがよいとされており、肉を積極的に食べることで補いやすくなります。

亜鉛は味を感じる舌の味細胞の新陳代謝に欠かせないミネラルです。亜鉛が不足すると味覚が鈍り、味覚障害を起こしてしまいます。

味覚が鈍ると食事がおいしくなくなり、食欲が低下します。

味つけも濃くなることから、塩分過多になりがちです。このことが脱水を招くこともあります。

亜鉛は魚や肉のほか、海藻、野菜、豆類、ナッツなどの種実類に多く含まれています。

ファストフードやコンビニのお弁当など外食では十分に補えません。

メインはコンビニのお弁当であっても、そこに納豆やサラダを添えるなどの工夫が

図1　食品摂取の多様性得点の特徴

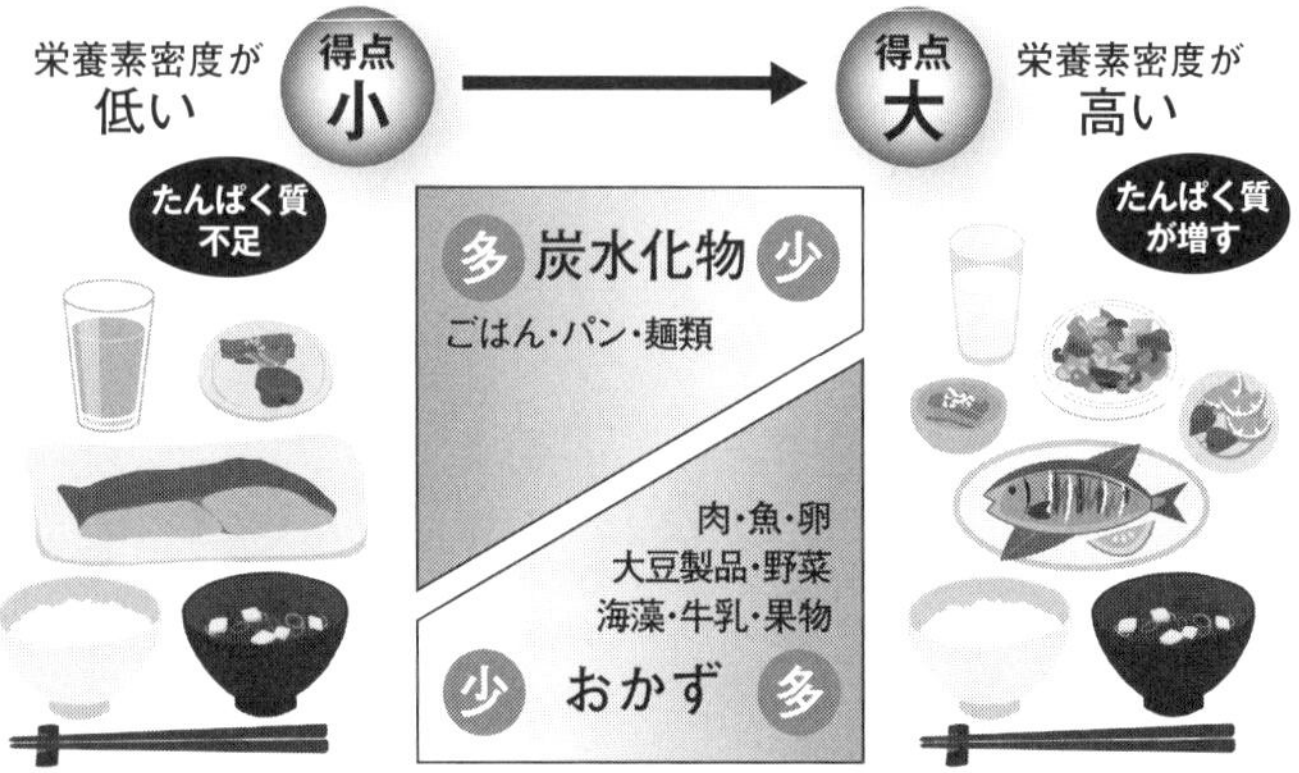

必要です。間食に栄養補助食品を使い、不足しがちな栄養を補うのもいいでしょう。

どのような食事を摂ったらいいか、わからない場合は専門家にアドバイスを受けることをおすすめします。保健所のほか、最近は地域の栄養ケアステーションなどで管理栄養士がアドバイスをしてくれるところもあります。

メニューや調理法なども教えてくれるところが多いので、オーラルフレイル対策を機に料理を作ってみるのもいいのではないでしょうか。

オーラルフレイル対策② 孤食はしない

65歳以上の一人暮らしの高齢者は男女ともに急増しています。内閣府の調査によれば、1980年には一人暮らしの高齢者は男性約19万人、女性約69万人で高齢者人口に占める割合がそれぞれ4・3％（男性）、11・2％（女性）だったものが、2015年には男性192万人、女性約400万人で、13・3％（男性）、21・1％（女性）となっています。

男性では65歳以上の約8人に1人が一人暮らし、女性では約5人に1人が一人暮らしということになります。

国立社会保障・人口問題研究所が2019年4月19日に発表した将来推計では、2040年には世帯主が65歳以上の「高齢世帯」のうち40％が一人暮らしといわれています。東京都で45％超となるのを筆頭に、すべての都道府県で30％を超える見込みと報道されました。一人暮らしが当たり前となる老後だからこそ、意識して孤食にならない習慣を持つことが大事です。

なぜ孤食がよくないのでしょうか。一人で食事をすると調理が面倒だからとパンやコンビニ弁当などですませることが多くなり、たんぱく質やビタミン、ミネラルが不足します。

また、誰とも話さずに一人で黙々と食事をすると、よく噛まずに早食いとなり、口の機能が落ちやすくなるのです。

健康長寿のためには、「栄養（食や口のケア）」「身体活動（運動、社会活動）」「社会参加（就労、余暇活動、ボランティア）」の3つをバランスよく行うことが重要だといわれています。

2012年度から千葉県柏市在住高齢者（自立／要支援）約2000名を対象に実施された「大規模高齢者縦断追跡コホート調査（柏スタディ）」によると、常に一人で食事をしていたグループは一日のなかで1回、誰かと食事をしていたグループに比べ、うつ傾向が4倍も多かったことが明らかになっています。

孤食にならないためには、友人や地域の人と交流し、食卓を共にする仲間を作ることです。毎日でなくてもかまわないので、心がけてみましょう。

オーラルフレイル対策③ 味わって食べる

食事は料理や食材の味、触感を味わいながらいただきましょう。

味覚は幸福の重要な要素であり、味わうことで食べることが楽しくなりますし、自然に噛む回数が増えるので、口や舌が鍛えられます。

また、味覚は五感の一つであり、脳と連動しています。食事が噛み砕かれて舌にのると、舌にある味細胞がこの味覚情報を、味覚神経を介して脳に送ることで、「甘い、しょっぱい」などと感じます。

また、食事で感じるにおいや口の中に入ったときの食感も、脳を経由して感じています。「おいしいか、おいしくないか」「この食べ物は過去に食べたことがあるかどうか」「食べてもいい食材かどうか」さらに「食事をしている場面の記憶形成」にも脳が関与しています。

このように、食べることは脳を活発に刺激します。味わって食べることは、認知症予防にもなると考えられるのです。

さらに味わうことは、よく噛むことでもあります。その結果、唾液がよく分泌され、食べ物も消化されやすくなります。よく噛むことで早食いが抑えられることから、生活習慣病やメタボ、肥満などで体重を減らしたい場合にも、このような食べ方がいいとされています。

オーラルフレイル対策④ 滑舌よく、はっきりと話す

相手に聞こえるように滑舌よく、はっきりと話すためには口をすぼめたり、大きく開けたり、さらに舌を動かしたりと、口からのどにかけての筋肉をまんべんなく使います。これがオーラルフレイル対策につながります。

ポイントの一つはゆっくり、丁寧に話すことです。日本人の多くは、やや早口の傾向があるように思います。早口だと口やのどがよく動きません。だから滑舌が悪くなるのです。

どのくらいのスピードがいいかといえば、ＮＨＫのアナウンサーのテンポが一つの目安だと思います。誰にでも聞き取りやすいアナウンスは発音練習のたまものでもありますが、テンポを意識して真似ることで、けっこう口が動くようになります。

また、何より、話す機会をたくさん作ることも大事です。ご家族やお友達との会話はもちろん、仕事やボランティアなどに積極的に取り組み、社会活動に参加する機会をたくさん作りましょう。

オーラルフレイルにおいては「沈黙は金」ではありません。

特に男性はリタイアすると家に閉じこもってしまう人が多いようです。積極的に外に出て、他者とかかわり、会話を楽しんでほしいと思います。

オーラルフレイル対策⑤ 食べる前に口の体操をする

スポーツをする前には準備運動を必ずします。準備体操の目的は身体を温め、やわらかくすること。これにより身体が動きやすくなり、けがをしにくくなります。

同じように食べる前に口の体操をすることで、口や舌、のどがより動きやすくなり、

図2　口の体操

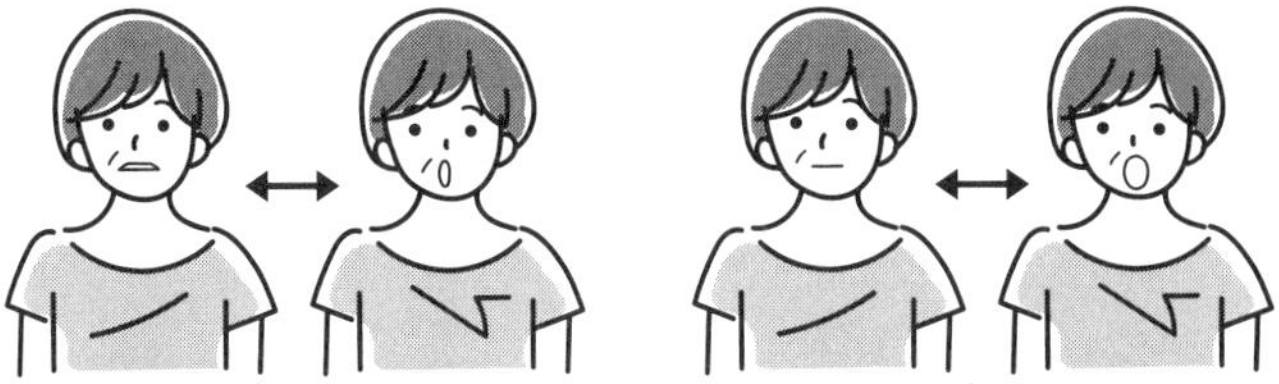

口をすぼめたり、横に広げたりする

口を大きく開けたり、口を閉じて歯を噛み合わせたりする

食べる力、飲み込む力がアップします。唾液も出るようになりますので、ぜひ習慣にしましょう。

なお、口の体操だけでなく、継続的な運動をして全身の筋肉を維持することも大事です。

オーラルフレイル対策⑥ 笑いましょう

「笑うことが健康にいい」という話は、誰もが納得するところでしょう。笑うと気持ちが明るくなり、ストレス解消につながります。

笑いと健康のかかわりを検証する研究もさまざまあり、「ほぼ毎日笑う人」と「ほとんど笑わない人」では、後者のほうが1年後の認知機能が低下していたという報告や、笑うことで免疫をつかさどるＮＫ細胞が増加した報告、痛みがやわらいだ、という報告など、多数あります。

笑うことはオーラルフレイル対策にも大いに役立ちます。口を大きく開け、声をあげて笑うとき、口からのどまであらゆる機能を使います。唾液もどんどん出てきます。たくさん笑えば、そのぶん口を動かすことになり、普通に話すだけよりもさらに効果的です。

笑う回数を研究したユニークな調査では、回数は子どもがピークで、その後、年をとるほど少なくなるという結果が出ています。

だとすれば、意識して笑えるような楽しいことを探す努力も必要かもしれません。お友達との歓談はもちろん、落語や漫才など楽しめるイベントに出かけるのもいいでしょう。

オーラルフレイル対策⑦ 歯や舌をしっかり磨きましょう

口の中の細菌を増やさないために、歯は一日2回、寝る前にもしっかり磨きましょう。歯間ブラシやフロスも、一日1回以上使うことを目安にしてください。同時に細菌が集中していて、口臭の原因となっている舌の汚れ（舌苔）も取り除きましょう。

こちらは歯ブラシでなく、専用の「舌磨き」「タンクリーナー」で磨くのがおすすめです。

入れ歯の人は細菌が繁殖しないよう、入れ歯洗浄剤などを使って、毎日汚れをしっかり取るようにしてください。それにはまず、入れ歯を入れ歯磨き用の義歯ブラシで入れ歯や留め具の内面まで丁寧に磨き、入れ歯洗浄剤に浸けます。その後にもう一度義歯ブラシで磨きます。

オーラルフレイル対策⑧　半年に1回は歯科医院に行こう

かかりつけの歯科医院を持ち、半年に1回は受診しましょう。

そこでぜひ、メンテナンスを受けてほしいと思います。

メンテナンスとは、定期検診のこと。歯や口の健康状態を調べ、必要に応じてX線などを撮影して病気がないかどうかを確認するのが一般的です。

さらに歯科衛生士が中心となって、歯磨きでは取り除けないプラークや歯石を専用の機械で丁寧に取り除きます。

歯を失う二大原因はむし歯と歯周病。特に歯周病は国民の7割以上がかかっている進行性の病気です。歯周病の原因である歯周病原菌は、むし歯と違い、歯ぐきの中に入り込み、歯の土台となる歯槽骨《しそうこつ》を溶かします。このため、肉眼では歯周病を見つけることは難しいのです。

歯周病と気づかずに何年も放置している間に歯槽骨がほとんどなくなり、歯がグラグラしたり、突然、スポッと抜けてしまうようなことがあります。

定期的に歯科を受診することで、こうした病気の早期発見ができます。メンテナンスをきちんと受けていると、新たなむし歯、歯周病が発見されることは減ってきます。実際、メンテナンスは予防に有効であることが証明されています。

また、入れ歯をしている人は、歯肉が痩せてきたり、歯槽骨が減ったりすると少しずつ合わなくなってくるので、そのつど、調整や修理が必要です。

インプラントも同様に汚れが歯ぐきやインプラントの周囲に付着し、インプラント周囲炎などが起こると、せっかく埋めたインプラントを取り除かなければならないことがあります。こうした事態を回避するためにも、メンテナンスは大事です。

メンテナンスの際に歯ブラシの指導をしてもらうこともできます。オーラルフレイルは、口への関心の低下から始まるともいわれます。日々の歯磨きなど、セルフケアがいい加減になってしまうと、口の中の細菌が増殖し、むし歯や歯周病などが発生します。

歯ブラシの指導をしてもらうことは、セルフケアのモチベーションにもつながります。

メンテナンスは症状がないときに予防的に受ける処置であり、それだけに、「面倒くさい」「費用がかかる」と敬遠する向きもあります。

しかし、歯が悪くなってから治療をすれば相応の治療費がかかります。

また、歯が悪い人は歯だけでなく、内科など医科にかかる治療費が定期的にメンテナンスを受けている人よりも高かったという報告もあります。

全身の健康のためにも、歯のメンテナンスは役立つのです。

オーラルフレイル対策⑨ 口腔機能低下症のチェックを受けよう

歯科医院ではオーラルフレイルの専門的なチェックを受けることもできます。

オーラルフレイルが進行したときに起こる「口腔機能低下症」の検査を受け、歯科医師がこの病気があると判断した場合、保険診療による治療を受けることができます。

検査の項目は、「口腔衛生状態不良」「口腔乾燥」「咬合力低下」「舌・口唇運動機能低下」「低舌圧」「咀嚼機能低下」「嚥下機能低下」の7つで、専用の機械を使って行われます。

ただし、口腔機能低下症の検査を実施している歯科医院は、まだ一部に限られます。診断、治療を受けたい場合は身近な歯科医院に実施しているかどうかを問い合わせてみましょう。

近くにない場合は、日本老年歯科医学会の認定医、専門医のいる歯科医院を探すことをおすすめします。

日本老年歯科医学会のホームページ（http://www.gerodontology.jp/）に認定医、専門医のリストが掲載されています。

こうした歯科医院ではオーラルフレイルの情報を積極的に提供したり、セルフケアについてのアドバイスなどもしています。地域の人々と連携して町内会などで口の健康診断を無料で実施したり、講演会などを開催している歯科医院もあります。

また、患者さんのところに歯科医師が治療にうかがう「訪問歯科診療」を通じて口の機能の低下をチェックしたり、噛めない、飲み込めないといった進行した病状の患者さんを診るのは、こうした老年歯科の歯科医師が専門になります。

口の機能が健康なうちからこうした専門の歯科医師がいる歯科医院をかかりつけにするのも一考です。

第3章

オーラルフレイルを防ぐ

東京都江戸川区での取り組み

小林健一郎
こばやし歯科クリニック院長

人生の満足度を高めるために、オーラルフレイル対策が欠かせない

私は大学の歯学部を卒業後、オーラルフレイル研究の先駆者の一人で老年歯科の専門家である櫻井薫先生（第1章、第2章を執筆）が教授を務める東京歯科大学の歯学部老年歯科補綴学講座で学びました。

そこでは高齢者が最後まで満足度の高い生活を維持するためには「できるだけ長い期間、口からおいしく食事を食べられること」が大切な事柄の一つであり、そのために歯科医師ができることはたくさんあると確信しました。

かつては、口の機能が衰え、食べられなくなっていくことは老化現象であり、何をしても阻止できないと考えられてきました。

咀嚼力や嚥下力が衰えてくると食べられないものが少しずつ増えていきます。食べること自体にも時間がかかるため、食事をすることが楽しくなくなり、その結果、栄

養不良になり、痩せていき、体力が落ちて歩くこともままならなくなってしまいます。

しかし、畑仕事を続けていたりする活動的な高齢者が80歳、90歳を過ぎても足腰が丈夫なように、口の機能も「口を動かす」「硬いものを食べる」「たくさん話す」など、日々の心がけにより、機能の低下をゆるやかにできることもわかってきました。高齢になってもステーキをおいしく食べることは決して夢ではないのです。

また、口の機能を維持できている高齢者は、身体的フレイルになりにくいことも多くの研究でわかってきました（第1章参照）。そして、健康寿命も延びます。

考えてみれば、身体は食べたもので作られているのですから、これは当然のことといえるでしょう。

筋力の維持に欠かせないたんぱく質が多く含まれる肉類も、しっかり噛んですりつぶし、飲み込める健康な口があるからこそ、身体の栄養となるのです。

年をとっても、おいしく、栄養のある食事を家族や友人と楽しく食べる――。

こうした人が多くなれば、必然的に要介護の人は減っていきます。人生を楽しむ高齢者も増えることでしょう。訪問歯科診療で患者さんのところにうかがうと、「生きていても仕方がない」などという人がいますが、おいしく食べられることで、少しでもそうした鬱々とした思いも軽くなるのではないかと思います。

オーラルフレイル対策に取り組む私には、地域の方々や患者さんの笑顔が大きな力になっています。

「人の役に立つ仕事がしたい」と歯科医師に

具体的な活動を紹介する前に、私がなぜ歯科医師になったのか、少しお話しさせていただければと思います。

当院のある東京都江戸川区は人口約70万人、23区内では第4位の人口です。実際、高齢者だけでなく、近年、新しいマンションに越してくる若い世代も増えており、なかなか活気があります。

歯科医院のある場所はJR総武線の新小岩駅からほど近いところです。ここは私が育った町であり、愛着を感じています。この町で育ったことは今の私の活動の土台になっていることは間違いありません。

私の父はこの地で理科機器メーカーを経営していました。また、我が家は父も母もボランティア活動に熱心で、私も兄弟とともに小さい頃からそうした活動に参加することが当たり前でした。ボランティア活動は子ども心にも、充実した楽しいものでした。そんなこともあり、将来は誰かの役に立つ仕事がしたいと思っていました。

一方で、私は小さい頃から手先が器用なほうで、美術が好きでした。なかでも彫刻が得意で将来、彫刻家になろうと本気で考えていた時期もあったほどです。

そうした私が高校生になり、将来のことを考えるなかで、自分の得意なことを生かすことができ、人の役にも立てる歯科医師という仕事に徐々に魅力を感じるようになっていったのです。

歯学部を卒業後、さまざまな専門のなかから「老年歯科補綴講座」を選んだ理由には、父が長年、「入れ歯が合わない」と悩んでいたこともあります。「健一郎が歯科医師になったら、まずは入れ歯を学ぶべきだ」と常々いわれていたからです。

講座で学んだことはその後、オーラルフレイルをはじめ、多くの分野で役に立っています。開院した歯科医院に作った「飲み込み外来」「訪問歯科診療」の部門では高齢者の患者さんを診ることが多く、歯科医師の治療としては入れ歯を調整したり、新たな入れ歯を作ることが代表的な仕事の一つだからです。

また、2011年に起こった東日本大震災では津波で大きな被害のあった陸前高田に歯科医師3人＋歯科技工士のチームで複数回出向き、即席の入れ歯を1日で作り、提供することができました。陸前高田の津波は海岸から10㎞も遡上し、文字どおり、「身一つだけで助かった」人がたくさんいて、入れ歯をなくしてしまった人が数多くいたのです。

歯学部時代に阪神大震災が起こったときもボランティアにかけつけましたが、あのときは学生でしたので、炊き出しの灰汁取りくらいしかお手伝いできなくて、無力感を感じました。歯科医師として、義歯の専門家として役に立てたと思います。

口腔機能低下症の早期発見、治療に取り組む

歯科医師となった私は2005年、現在の歯科医院を開院。2019年11月現在、おかげさまで15年目を迎えます。

当院はオーラルフレイル対策に取り組んでいます。

院内にポスターを貼ったり、町内会で地域の皆さんにオーラルフレイルの啓発活動

を行ったりするほか、後ほど紹介する「暮らしの保健室・かなで」の活動もオーラルフレイルを多くの人に知ってもらうことを目的にしています。治療としては、口腔機能低下症に力を入れています。

オーラルフレイルが進行すると治療が必要な「口腔機能低下症」に移行します。口腔機能低下症を放置しておくと、回復の難しい「咀嚼障害」「嚥下障害」に進みます。

「咀嚼障害」は食べ物を飲み込める状態になるまで細かく砕いたり、舌でまとめたりすることができなくなる障害です。口や歯、舌の機能が衰えることもありますが、高齢になって認知症などの影響により、「食べ物が口から入ってきたことを認知できないこと」も要因になります。

「嚥下障害」は食べ物を飲み込むことができなくなってしまう障害です。のどの手前には気管があり、その後ろに食道があります。食べ物を送るために舌が動くと食べ物が気管に入らないよう、気管は喉頭蓋《こうとうがい》で閉じるような仕組みになっています。これを「嚥下反射」といいます。この蓋の動きが悪くなるのが嚥下障害です。

食べ物を飲み込むには口や舌の働きに加え、嚥下反射や呼吸のコントロール、さらに首周囲の筋肉のスムーズな動きの連携が必要です。

寝たきりになると首の筋肉が弱くなるために、要介護の人には嚥下障害が起こりやすくなるのです。

咀嚼障害や嚥下障害になると栄養障害だけでなく、誤嚥性肺炎や窒息、脱水などが起こる危険性があるので、本格的なリハビリテーションが必要になります。また、この段階では当然ながら、普通食を食べるのが難しいケースが多くなります。

口腔機能低下症の段階であれば、まだ機能低下が改善できる患者さんが多いので、前向きにアプローチできるのです。この病気の患者さんを早期発見し、治療を行う。これは歯科医院にしかできない大事な仕事だと考えています。

口腔機能低下症は2018年に登場した新しい病気

「口腔機能低下症」は2018年に初めて保険に収載された新しい病名で、加齢や病気、障害などさまざまな要因によって口の機能が複合的に低下している状態のことをいいます。

この病気は、口腔機能低下症が高齢者だけでなく、むし歯や歯周病といった一般的な歯科治療を受けている比較的若い患者さんにも、珍しくない病気だということです。

例えば、歯科医院にむし歯の治療などできたときに、「うがいをしてください」というと、「ゴホッ、ゴホッ」とむせる。20代、30代では滅多にないことですが、45歳を過ぎた頃から、徐々に見られるようになります。

65歳以上になってくると、

「噛めない」

「むせる」

「口の中が乾く」

これら3つの症状がセットで起こっていることも多いです。

これらが徐々に悪化してきたら口腔機能低下症の可能性があります。しかし、この病気がまだ知られていないこともあり、異変に気づかない人が多いのが実情です。

これを機におかしい、心配だと思った人は歯科医院で口腔機能低下症の検査を受けてみてはどうでしょうか。

7つの検査で3項目以上該当したら口腔機能低下症

口腔機能低下症が疑われたら、7つの症状があるかどうかを問診し、それぞれの項目について異常がないかどうかの検査をします。検査の結果、3項目以上が該当する場合、口腔機能低下症と確定します。

検査のポイントは客観的な数値で口の機能の程度をチェックできる、という点です。一般的に歯科では医科のような血液検査はあまり行いません。歯周ポケットの深さを測ったり、X線写真を撮るくらいがせいぜいです。

しかし、口腔機能低下症の検査では舌の力や唇の力、飲んだり食べたりする口の力を測ることができ、数値として見ることができます。初めて受ける方は、これはなかなかユニークな体験ではないでしょうか。

検査の結果、口腔機能低下症でない場合は治療の必要はありません。ただし、オーラルフレイルの悪化を防ぐために、生活上のアドバイスをします。

基本的には第2章で紹介している内容と同じことに日々、取り組んでもらいます。なお、悪化していないかどうかを確認するために、定期的に検査を受けるのも一考だと思います。

口腔機能低下症と診断された場合、治療が必要です。きちんと治療することで回復が見込めるので、過剰に心配する必要はありません。

オーラルフレイルはある日突然、嚥下障害に移行するわけではありません。生活習慣病と同じようにじわじわと進行し、気づいたら発症しているという具合です。だからこそ、症状がなくても検査を受けることが大事です。

口腔機能検査を含む歯科ドックもあります。むし歯や歯周病の治療で歯科を受診したついでに、こうしたドックを受けておくと安心です。

口腔機能低下症の症状と検査

口腔機能低下症に見られる症状と検査について解説していきます。

①口の中が不潔である

口腔機能低下症の症状で一番該当者の多い項目です。

口の中の衛生状態については、むし歯菌や歯周病菌などをはじめとする微生物の状態から診断をつけます。検査対象になるのは舌で細菌のかたまりである舌苔がどのくらい付着しているかを点数化します。

専門的には「TCI（Tongue Coating Index）」という評価法に照らし合わせて数値化し、50％以上（合計スコア9点以上）に該当すると口の中が不潔と診断します。

②口の中が乾燥している

口の中の乾燥は口腔機能低下症の初期症状としてよく見られます。

（1）口腔水分計という機器で口の中の粘膜の潤い（湿潤度）を計測します。27・0未満だった場合、口の中が乾燥していると診断します。

（2）唾液量を測定します。医療用ガーゼを口に入れてもらい、2分間、唾液を飲み込まずに噛んでもらいます。ガーゼに含まれた唾液の量を計測し、噛む前と比較して2g以下しか増えていない場合、口の中が乾燥していると診断します。

③舌や唇の運動機能が低下している

「パ」「タ」「カ」の発音をそれぞれ5秒、または10秒発音してもらってその回数を専用の計測器を使って計測します。いずれかの発音の1秒あたりの回数が6回未満だった場合、舌や唇の運動機能低下があると診断します。

④舌圧（舌が口蓋《こうがい》を押す力）が低下している

舌圧測定器を使って行います。機器につなげたプルーブが電源を入れると風船のようにふくらみます。これを舌と口蓋（口の中の上壁の部分、口を動かさないときに舌が当たっているところ）の間にはさみ、ゆっくりとつぶしてもらいます。一番強く押した状態を最大舌圧として測定し、30kPa（キロパスカル）未満だった場合に低舌圧と診断します。

⑤咬合力（噛む力）が低下している

咬合力を検査する「感圧シート」を上下の歯で3秒間、噛んでもらいます。これを分析器にかけると咬合力が計算されます。出てきた数値が基準値より低い場合、咬合力低下が認められます。また、この検査に加え、残っている歯の数や歯の健康状態と合わせて診断します。

⑥咀嚼機能（噛み砕き、粉砕、混ぜ合わせる力）が低下している

（1）咀嚼能力検査

お菓子のグミゼリー（測定用）を20秒間、自由に噛んでもらいます。

その後、水でうがいをしてグミと一緒に濾過用のメッシュ内に吐き出してもらいます。グミの主成分は炭水化物であるため、噛んで唾液と混ざると分解されて、グルコース（ブドウ糖）になります。

そこでメッシュを通過したグルコース（ブドウ糖）濃度を測定し、咀嚼がどのくらいできているかを診断できるのです。

グルコース（ブドウ糖）の濃度が高いほど咀嚼機能は高く、100㎎／dℓ未満だった場合、咀嚼機能が低下していると診断します。

（2）咀嚼能率スコア法

グミゼリーを30回、咀嚼してもらった後、噛み砕き具合をチェックします。スコア表に照らし合わせ、ほとんど噛めていない、あるいはあまり噛み砕けていない（スコアでいうと0、1、2）の場合、咀嚼機能が低下していると診断します。

⑦嚥下機能（飲み込む力）が低下している

専用の質問票を使い、飲み込みに関連する複数の質問に答えてもらい、その合計点数などから診断します。

口腔機能低下症の治療は通常の歯の治療と違う

口腔機能低下症の治療目標の基本は、「現在よりも口の機能全般を向上させること」です。ただし、程度が中等度の人は「現状維持」が目標です。また、症状が進んでいる場合や、脳や神経の病気や障害などが原因で機能を向上させることが難しい患者さんについても同様に「これ以上悪化させないための現状維持」を目指します。

治療計画は患者さんごとに違いますが、大きく分けると、「むし歯や歯周病、噛み合わせ治療や入れ歯の調整など歯の修復」「低下した口の筋力を鍛えるリハビリ」「栄養指導」の3つです。

第1章でご紹介したように、どんなに完璧な入れ歯を作っても、口の機能が低下していては噛むことができません。つまり、口腔機能低下症の治療は、一般的な「むし歯を削って、つめて、かぶせる」といったものではなく、多方面から行う集学的な治療と理解していただくとよいでしょう。

一般的な歯科の治療は長くても1～2か月で通院は終わりますが、口腔機能低下症の治療は継続が大事なので、定期的に比較的長く通うことになります。加齢の影響がある限り、口の機能は少しずつ低下していくため、リハビリを励行しながら低下のラインをゆるやかにしていくことになります。

もちろん、ときには「面倒くさい」「治療をやめたい」ということもあるでしょう。そんなときに、歯科医院のスタッフはチーム一丸となって患者さんに寄り添い、サポートしていきます。

口腔機能低下症の治療において、医療スタッフは患者さんがマラソンをするための伴走者的存在なのです。

口腔機能低下症のさまざまな治療

口腔機能低下症の治療にはさまざまなものがありますが、ここでは代表的なものを紹介します。

【患者さんと治療の目標を決める】

口腔機能低下症でどのような症状があり、何に困っているかを確認します。特に日々の食事については、「食べられる食品」「食べにくい食品」を確認し、そのうえで「お肉が食べられるようになりたい」など、治療がうまくいったら本当に食べたいものやメニューを聞きます。こうしたことが治療のモチベーションにつながります。

食べられるもの、食べにくいものについて確認することは、栄養指導（後述）においても欠かせないことです。

【歯の治療】

口腔機能低下症の人のなかにはむし歯、歯周病などで歯がグラグラしていたり、歯の一部がなくなっていたりということがあります。

このような場合には治療をして歯を健康な状態に戻します。

その後、歯科衛生士による専門的なクリーニングを行い、歯や歯ぐきの奥の汚れ（プラークや歯石など）を取り除いていきます。

【入れ歯の調整】

合わない入れ歯を使っていると口の中でズレたり、痛くなったり、食べたものが挟まったりしてうまく噛めなくなります。これが原因で口腔機能低下症となっていることはけっこうあります。こうした場合は入れ歯の調整を行います。

入れ歯は作った当初は歯ぐきにフィットしていても、使い続けるうちに人工歯の部分が減ってきたり、金属部分のバネ（部分入れ歯の場合）が壊れたりと不具合が起こってきます。また、食べ物を噛んでいるうちに、土手（歯ぐき）の部分が痩せてきます。

さらに、使用している患者さんの身体の変化によっても、入れ歯は合わなくなります。例えば歯がなくなったばかりの頃は顎の骨も残っているので、入れ歯を乗せる歯ぐきは硬く、ある程度の高さがあります。しかし、入れ歯を使うようになると、骨は少しずつ吸収されて失われるので歯ぐきが減って平らになっていきます。そのため歯ぐきを固定しづらくなって、口の中で動きやすくなるのです。調整ではこうした部分もチェックし、修復していきます。

なお、入れ歯が合わなくなると多くの人が入れ歯安定剤を使うようになりますが、これはあまりおすすめできません。

使いすぎると顎の骨の吸収が促進されて骨がなくなり、入れ歯がどんどん合わなくなってしまうからです。ペースト、シート、粉など、さまざまなタイプがありますので、使い方を担当の歯科医師に指導してもらってください。

ところで、話はすこしそれますが、入れ歯をはじめ、むし歯になった際の歯のかぶせもの、ブリッジやインプラントなどの「補綴治療」において、人工の歯（技工物）を作ったり、修理、加工したりするのは歯科医師でなく、歯科技工士という専門職です。歯科技工士の作業は基本的にハンドメイドで行い、一人前になるのに最低5年はかかるともいわれます。

入れ歯やインプラントといった人工歯については、特に歯科技工士の技術の差は大きく、顔や口にぴったり合う技工物を作るには繊細な作業が必要です。手先が器用といわれる日本人の歯科技工士の技術は世界一といわれています。

しかし、近年、歯科技工士になる人が減りつつあります。そして、そのあおりで歯科技工の専門学校も複数なくなっているのです。このままではいずれ、海外に技工を頼まなければならないような事態が起きるのではないかと危惧しています。

歯科技工士の不足による不利益をこうむるのは治療を受ける患者さんです。歯科技工士のなり手が少ない理由として、「職場の３Ｋ（キツい、汚い、危険）」が指摘されています。当院では歯科技工士が働きやすい職場になるように努めています。今後の歯科技工士不足を考え、待ったなしで社会全体で取り組まなければいけない課題だと思います。

【口の機能をアップするための訓練（リハビリテーション）】

口腔機能低下症で最も大事な治療の一つがリハビリテーション（以下、リハビリ）です。衰えていく筋肉をアップ、または維持するために筋トレをするように、口の機能も日々、鍛えることが大事になります。

リハビリは歯科衛生士を中心とした医療スタッフが指導します。また、家でできるリハビリも覚えていただき、目標を決めて毎日やっていただきます。実はこちらのほうがクリニックで行うリハビリよりも何倍も大事です。

運動もそうですが、「ただ走れ」といわれただけでは長続きしません。具体的に「グラウンドを毎日5周走る」というように、具体的な目標があるからこそ、続けられるのです。もちろん、患者さんがリハビリを実行できるよう、医療スタッフが声をかけ、リハビリの実施状況を確認したり、できないときのサポートなどもしていきます。

＊リハビリの一例

・「パ」「タ」「カ」の発声を繰り返す。
・「吹き戻し笛（ピロピロ笛）」を吹く。
・口唇閉鎖力をつけるリハビリ用の器具を口にくわえる。さまざまな方向に引っ張ってもらい、できるだけ器具を離さないようにする。
・舌の筋力をつける器具の突起部を舌と口蓋の間に入れ、舌で押しつぶす。

図3　リハビリ用の器具

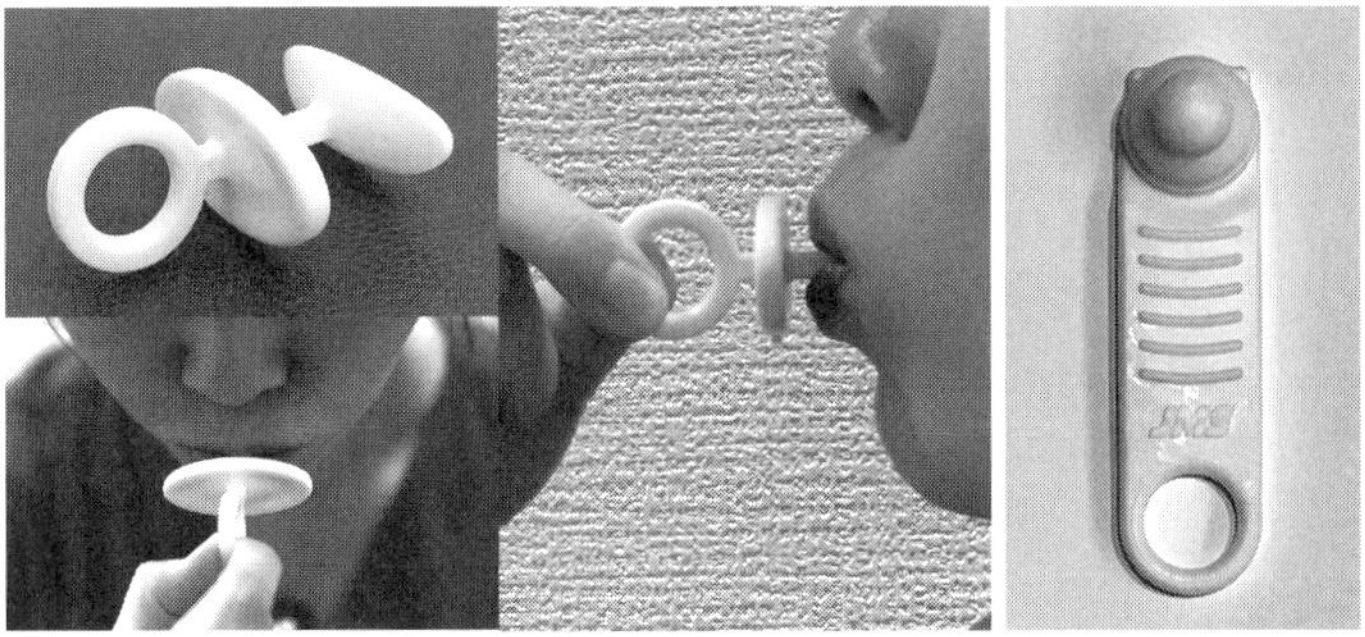

左は口唇の筋力トレーニングを行う「リップルトレーナー」。前方10回、左前10回、右前10回引っ張る。右は舌の筋力トレーニングに使用する「ぺこぱんだ」

口腔機能低下症が進むと食べることのできる食品に偏りが出てきます。また、食べる意欲が減退し、少食になる傾向も見られます。

【栄養指導】

口腔機能低下症が進むと食べることのできる食品に偏りが出てきます。また、食べる意欲が減退し、少食になる傾向も見られます。

注意しなければならないのは低栄養に陥ることです。低栄養とは健康を維持するうえで必要なエネルギーや栄養素の摂取量不足によりもたらされた不健康状態を指します。身体的フレイルも低栄養によって起こりやすくなります。

そこで患者さんには「低栄養の国際基準（GLIM criteria）」に基づいて病的な低栄養がないかどう

かの診断を行います。

「意図しない体重減少がある」「ＢＭＩ（ボディ・マス・インデックス＝体格指数）が低く痩せすぎである）」「筋肉量の減少」の３つのうちの１つ以上に該当し、かつ、「食事摂取量の減少または消化吸収能の低下」「疾患（病気）による負荷・炎症の関与」の２つのうち１つ以上に該当する場合、低栄養が疑われます。

さらに細かな診断を行い「低栄養」の重症度を判定。必要に応じて歯科衛生士や管理栄養士による栄養指導を行うことになります。

口腔機能低下症を治療する大きな目的は、実は身体的フレイルの予防です。低栄養が続くと筋肉量が落ち、足腰が弱くなっていくので、口の機能を改善すると同時に、これまでの食事を変えていくことが大事になります。

このため、治療では管理栄養士が患者さんに不足している食品をチェックし、口の機能が落ちていても「食べやすい食品」や不足分を補う「栄養補助食品」を提案し、意識的に摂ってもらうようにします。

なお、治療効果を確認するために、口腔機能低下症の検査を半年に1回の頻度で行います。検査結果の多くは数値で表れるため、患者さんのやる気にもつながります。

チーム医療で患者さんを守る

これまでのところを読んでいただいてお気づきのように、口腔機能低下症の治療には歯科医師や歯科衛生士だけでなく、看護師や管理栄養士の力が必要です。

オーラルフレイル、口腔機能低下症対策が健康寿命にかかわることが明らかになってきた今、医科と歯科の垣根はなくなり、さまざまな専門職とのチーム医療で患者さんを守る時代に入ってきています。逆にいえば、従来型の歯科医師が一人ですべての検査、治療を担うスタイルでは対応が難しくなってきたともいえます。

実際、当院も開業当初は一般的な歯科医院のスタイルでしたが、患者さんのニーズに応えるうちに、このような体制になってきました。次章で紹介する北海道・帯広での取り組みもそうですが、同じような診療スタイルの歯科医院は今後、増えていくのではないかと思います。

歯科医院では珍しい臨床検査技師の存在

診療のサポートとして臨床検査技師の存在も欠かせません。

臨床検査技師といえば、病院で血液検査や心電図検査など、身体の病気の検査でお世話になるイメージでしょう。実際、これまで歯科医院で臨床検査技師が働いているケースはほとんどなかったと思います。

なぜ臨床検査技師が歯科に必要なのでしょうか。

オーラルフレイル、口腔機能低下症の診断にはさまざまな専門的検査が必要であること、また、口腔機能低下症が進むと起こる「嚥下障害」の検査に臨床検査技師の力が大いに役立つこと、などがあります。

嚥下障害の検査の一つである「嚥下造影検査」は、X線を口からのどにかけて照射した状態で、バリウムが含まれた検査用の模擬食品を食べてもらい、飲み込みの機能に異常がないかどうかを調べます。

この検査を歯科医師や歯科衛生士がやることも可能ですが、より精度の高い検査ができるのはプロフェッショナルである臨床検査技師なのです。

新たな雇用と文化の創造

「歯科医院は歯科医師と歯科衛生士で成り立っている」

こうした日本の歯科医院の形態が大きく変わる時代が来ていると感じます。

オーラルフレイルや口腔機能低下症対策はもちろん、人生100年時代を生きるうえで、口の中だけでなく全身の健康をトータルで診る医療が必要になってきたからです。

当院に臨床検査技師など、これまで歯科医院とは無縁だった職種のスタッフが在籍し、多種職連携のチーム医療が実施されるのも、そうした理由によります。

これは患者さんたちに必要なものを求めていった結果で、ある意味、自然にできあがった仕組みです。

既存のモデルはありません。

しかし私は、こうした新たな雇用を診療に役立てていく取り組みは歯科医院にとっても、そして利用者である患者さんたちにとってもメリットがあると考えています。より利便性を向上させ、患者さん側にも医療スタッフ側にも快適な環境を求めていくと、生活形態も変わってきます。つまり、新しい文化の創造です。

例えば当院では、患者さんの満足度（CS）と、医療スタッフの満足度（ES）を測定するシステムを導入し、日々の診療に役立てています。患者さんには自動精算機で治療費を精算する際に、今日の治療がどうだったかを「泣き顔」や「笑顔」などのイラストの表情からボタンで選んでもらうのです。

初回の通院では「泣き顔」だった患者さんが回数を重ねるごとに「笑顔」になって

いくのは最も多いパターンです。一方、何年も通っているメンテナンスの患者さんがあるとき「泣き顔」を選ぶことも――。このような場合、主治医や担当の歯科衛生士らとともに「何かあったのかな」とその原因を検討し、改善できることを考えます。

このようなシステムを取り入れることで、治療者側と患者さん側の行き違いも未然に防ぐことができるのはメリットです。

巷では「AIの普及で多くの仕事が奪われる」など、デジタル化を代表とする技術革新が進みすぎることを危惧する声もありますが、新しい技術というのはつくづく使いようだと思います。

1人乗りのビークルを使って看護師、管理栄養士が動く

ご高齢の方や要介護の方のなかには訪問看護師や管理栄養士、ケアマネジャーや介護スタッフといった複数の専門職が連携をして治療やケアにあたる必要のある患者さ

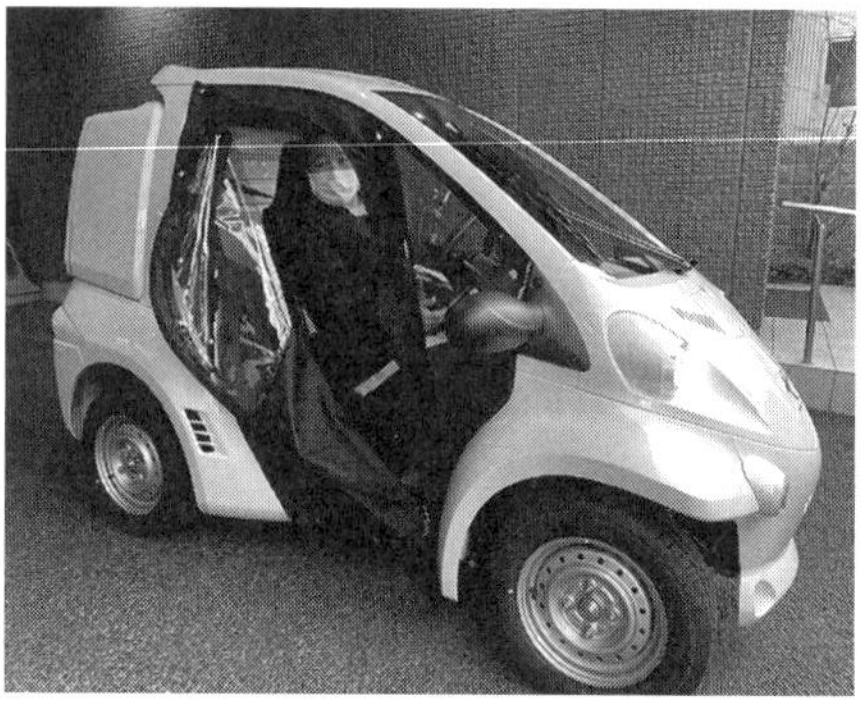

ビークルを使用し、「動く地域連携室」として対応が必要なお宅や施設にすぐさま出向けるようになった

んが多くいらっしゃいます。

こうした方たちの対応は待ったなしです。問題に気づいた場合、できるだけ早く対応をしたほうがよく、数日、放置してしまうことが、極端にいえば命の危険につながる可能性もあります。

このため、必要なときにすぐにかけつけ、連携できるフットワークの軽さが大切です。そこで当院では2020年より、こうした専門スタッフが1人乗り自動車の「ビーグル」を交通手段として利用し、対応が必要なお宅にすぐさま出向けるようにしました

多くの場合は訪問歯科診療（95ページ）で歯科医師たちが患者さんのお宅にうかがった際、看護師や管理栄養士の介入が必要と感じたり、ケアマネジャーや介護スタッフとの話し合いが必要な場合、依頼をしてできるだけ早く訪問してもらうように

しています。

ビーグルの長所は細い路地にもどんどん入っていけるという点です。コンパクトな点はバイクと同じですが、車ですから荷物を置くスペースもあります。駐車場のスペースもほとんど必要とせず、安全かつ快適に下町のお宅にうかがうには最適の乗り物ではないでしょうか。

管理栄養士のプログラムを作る

多くの専門職のなかでも管理栄養士は口腔機能低下症やオーラルフレイル対策の核となる職種の一つです。

例えば口腔機能低下症で食べる能力が衰えている人に対し、食事メニューや食材の形状だけを指導するだけではありません。嚥下障害が進むと多くの高齢者は食べる意欲をなくしてしまいます。

そこで食欲を高め、できるだけ食べてもらうためのさまざまな工夫を生活の中に取り入れるアドバイスをするのです。

例えば食器を工夫するのもその一つ。

健康なときにはまったく気になりませんが、白いお茶碗に白いご飯をもってしまうと白内障が進んでいる高齢者には見えにくいのです。また、木目の器は模様が人の顔のように見えて怖いという方もいます（認知症の影響の可能性もあります）。

また、介護をする側としては大きなスプーンを使ってどんどん口に入れてあげるほうが楽ですが、食べる側は実は大きいスプーンは食べにくい。そのことを知ってもらい、口に入りやすい小さめのスプーンをすすめます。

握力が弱ってきた人には軽く、持ちやすいユニバーサル・デザインのコップなどを使うと便利です。

高齢者や要介護の方の栄養を支える管理栄養士には今後、さらに包括的な視点を持って患者さんに介入していってほしいと願っています。

管理栄養士は当事者だけでなく、介護施設のスタッフや患者さんのご家族から信頼され、頼られる存在です。

もっとその能力を生かしてほしいと考えています。

こうした背景もあり、現在、私は病院などで管理栄養士に長年、従事されてきた大妻女子大学の川口美喜子教授と共同で、新しい管理栄養士のプログラムを作成している途中です。

プログラムの詳細はこれからですが、管理栄養士がオーラルフレイルや口腔機能低下症の兆候をチェックするポイント（痩せている、衣服がにおう、歩行がゆっくり等）などを含め、対象となる患者さんを回復させるためのより効果的な対策をマニュアル化する予定です。

歯科医院の受診が難しい人には「訪問歯科診療」がある

高齢の方や要介護の方のなかには、歯科医院を受診することが難しい患者さんもたくさんおられます。こうした人たちに対して私たちは、「訪問歯科診療」を通じて、オーラルフレイルの啓発、口腔機能低下症の早期発見に取り組んでいます。

訪問歯科診療とは何らかの理由で歯科診療所に通院できない方に対し、歯科医師、歯科衛生士が自宅や介護施設、病院などを訪問し、歯科診療や専門的口腔ケアを行う制度です。

訪問歯科診療が盛んになり始めた背景には、急速に進む日本の高齢化があります。昔から、往診をしている医師や歯科医師はいましたが、きちんとした制度にはなっていませんでした。

しかし、1994年健康保険法の改正において、在宅医療が診療報酬として認められ、第三の医療として、患者さんのいる場所に医療が入ることに国が後押しをしてくれることになりました。

さらに2000年に介護保険制度ができ、病院ではなく、住み慣れた家や施設で最期を迎える人も増えてきました。こうしたなかで訪問歯科診療の制度も具体的になり、参入する歯科医院が少しずつ増えてきました。

患者さんが訪問歯科診療を受けるきっかけとしては、元気だった頃に外来通院をされていて、その後、通院できなくなって在宅に移行した人が多いです。また、介護老人保健施設や有料老人ホームなどの施設からの依頼もあります。

介護を受けていたり、在宅医療を受けている患者さんの場合、ケアマネジャーや訪問看護師から依頼を受けるケースもあります。

訪問歯科診療は歯科医院から半径16km以内の場所であれば、患者さんのご自宅でも施設でもどこにでも行くことができます。患者さんのニーズにより、歯科医院のやり方もさまざまですが、当院は歯科医師のほか歯科衛生士、コーディネーター（管理栄養士が兼ねている場合もある）とで一つのチームを作り、打ち合わせをしながら出かけていきます。1件の診療に対しては、40分〜1時間程度、現在、複数のチームがあり、一日あたり7〜8件の診察を行っています。

訪問歯科診療で入れ歯を作ることもできる

「訪問歯科診療って、道具がないから本格的な治療はできないんでしょう?」

こういったことをよく聞かれます。でも、実は訪問歯科診療は必要な器具さえあれば、むし歯の治療や歯周病の治療はもちろん、入れ歯の制作、調整もできます。口腔機能低下症の検査や咀嚼障害、嚥下障害の検査、治療も可能です。

なかでも患者さんのご家族によく驚かれるのが、嚥下内視鏡を使った嚥下障害の検査です。携帯して持ち運べるタイプで、嚥下内視鏡は患者さんの鼻から管を通し、カメラによって家庭のテレビに映して飲み込みの様子を見ることができます。

「ごっくん」と飲み込んだ食事。これが丸ごと食道に入っていく様子を見ると、ご家族は「今までまったく噛まないで丸飲みしていたのですね!」と驚かれます。

リハビリを続けて口の機能が戻ってくると、咀嚼できるようになり、細かくなった食べ物がのどを通過していく様子がわかります。

祝日や日曜日も訪問を！ 在宅は家族の人も立ち会って

実は当院は外来も訪問歯科診療も一年365日、土日や祝日、お正月も休みなしで行っています。

休みの日にも医院を開ける一番の目的は患者さんのご家族にもどんな診療をしているのか見てほしい、という思いからです。つまり、普段は仕事で忙しく、患者さんに同行できないご家族に来ていただけるよう（あるいは訪問歯科診療で同席していただきやすいように）歯科医院をオープンしているのです。

ご家族に治療を実際に見ていただき、患者さんの病状についてお話しすることは歯科医師と患者さん側とがコミュニケーションを深めるきっかけになります。また、ご家族が立ち会うことで患者さんの病気への理解も進みます。

患者さんのために家族がどうしたらいいかということもよりよく理解していただけるため、病気の改善や回復につながります。

高齢の患者さんにとって、家族は大きな力になります。ご家族と私たち歯科医師チームとの総力戦により、口の機能が改善して、嚥下食から普通食が食べられるようになるケース、胃ろうの人が口から食べられるようになるケースもあります。

最初は患者さんをどうやって笑顔にしようかと精一杯！

私は介護保険制度が始まったばかりの時期から訪問歯科診療に携わってきました。当初は、「訪問歯科って何？」といわれる時代で、依頼してきた患者さん側も、どんな治療をされるのかと、緊張していた様子が思い出されます。

そんな患者さんたちの緊張を解きほぐそうと、笑っていただける世間話を毎回しながら、患者さんの生活になじんでいきました。患者さんのお友達が「歯医者さんが家にくるなんて珍しいから」と複数で見物にくることもありました。

訪問歯科診療は通常の歯科医院のようにデンタルチェアに患者さんが座って治療する診療スタイルではありません。布団やベッドに寝ている患者さんを診ることも多く、治療にはさまざまな困難が伴うこともあります。

私は訪問歯科診療が、患者さんとの距離が外来よりもぐんと近くなる点は魅力的で、性に合っていたのかもしれません。

また、前述のように訪問歯科診療で診る患者さんは、すでにオーラルフレイルの段階を超えた、食べられない、飲み込めない患者さんが少なくありません。

認知機能が衰えてくると、そうしたことにほとんど自覚がなく、食べることにも意欲がなくなっています。ご家族も「年だから食べられないのは仕方がない」とあきらめてしまっていることが多く、私たちが訪問するまでは、栄養を考慮した食事というよりも、まずは「食べられる食品を」、そして口を開けない患者さんに対しては「なんとかそれを口の中に押し込むこと」が最優先となってしまっているケースもあります。

一人暮らしの患者さんの場合はなおさらで、話す人や一緒に食べる人がいないぶん、口の機能の衰えるスピードは加速します。

なかには、介護サービスが必要と思われるのに、複雑な制度が理解できず、そのままになっている人もいました。人との交流が減っているために、情報が得られにくく、つらくても声をあげられない人が多くいることがわかったのです。

こうした声なき声を拾うことは「人のために役立つ仕事がしたい」といって歯科医師になった自分の役割であると実感し、地域医療に取り組んでいます。

暮らしの保健室を開設

訪問歯科診療を通じて、口の機能低下を含む地域の人たちの「困りごと」をなんとかしたいと思った私は、患者さんがかなり困った状態になってから介入するのではなく、もっと早い段階で何かできることはないかと考えました。

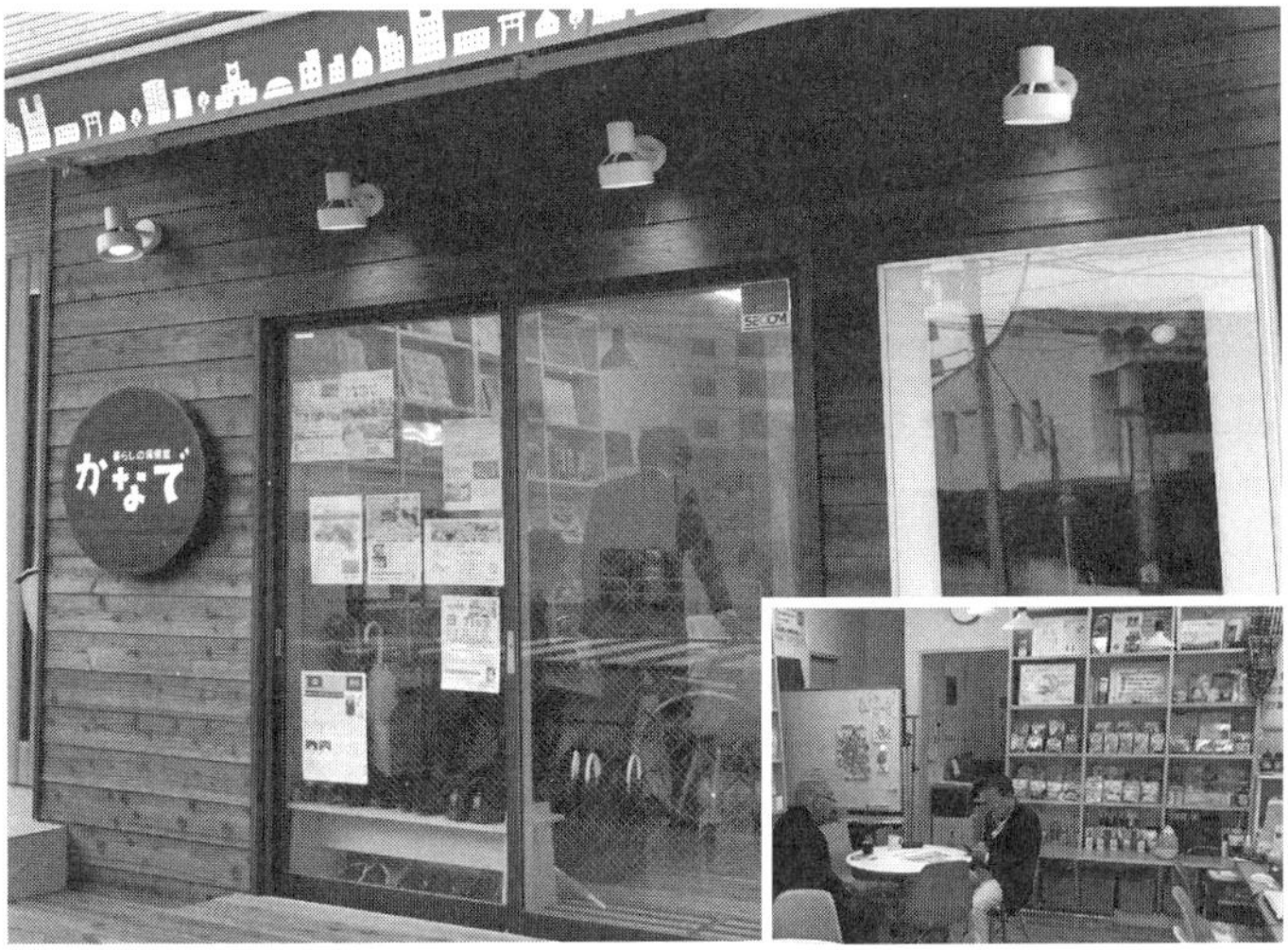

「暮らしの保健室・かなで」

こうした背景から始めたのが居宅介護支援事業所として2014年3月に開設した「暮らしの保健室・かなで」です。

暮らしの保健室という活動は地域の困っている人たち、具体的には高齢者や要介護の人、がんの患者さんの生活を支援するための民間の相談室です。

モデルとなっているのは2011年、訪問看護師の秋山正子さんが東京・新宿の団地で始めた「暮らしの保健室」で、全国に40か所ほどあり、年々、広がりを見せています。

ちなみに、秋山正子さんは、私の大学の同級生である鈴木康夫君が紹介してくれました。

「かなで」は「介護についての相談」「身体の相談」「歯や口の悩み」「食事の相談」など、困ったことがあれば専門家が相談にのり、必要なところにつなげる。そんな組織を目指して開設しました。

オーラルフレイルはもちろん、「食べることができない」という相談についてもきちんと対応できますし、この組織を使って啓発活動が可能です。街に出て行って、早い段階で噛んだり、食べたり、飲み込んだりすることに支障がある人を見つけることにより、オーラルフレイルの早期発見ができます。

ちなみにこの活動はこばやし歯科クリニックとは切り離しており、運営は医療介護の統括に従事した経験がある看護師で介護支援専門員、認知症ケア専門士の福田英二氏が行っています。

「かなで」のある場所は新小岩駅からほど近い建物の1Fで、広さは約10坪（26㎡）、木の風合いを生かした温かい外観が特徴です。

暮らしの保健室の活動とは

「かなで」は前出の福田さんをはじめ、歯科医師や歯科衛生士、看護師や管理栄養士とケアマネジャー、地域のボランティア6人がスタッフとして活動しています。私自身もボランティアとして参加させていただいています。

活動目標は、

①住民主体の街づくりをサポート
②専門職同士の交流の拠点づくり
③社会資源の発掘と地域への情報発信

の3つです。

6年目に入る現在まで、一般の人はもちろん、介護士、看護師、管理栄養士さんな

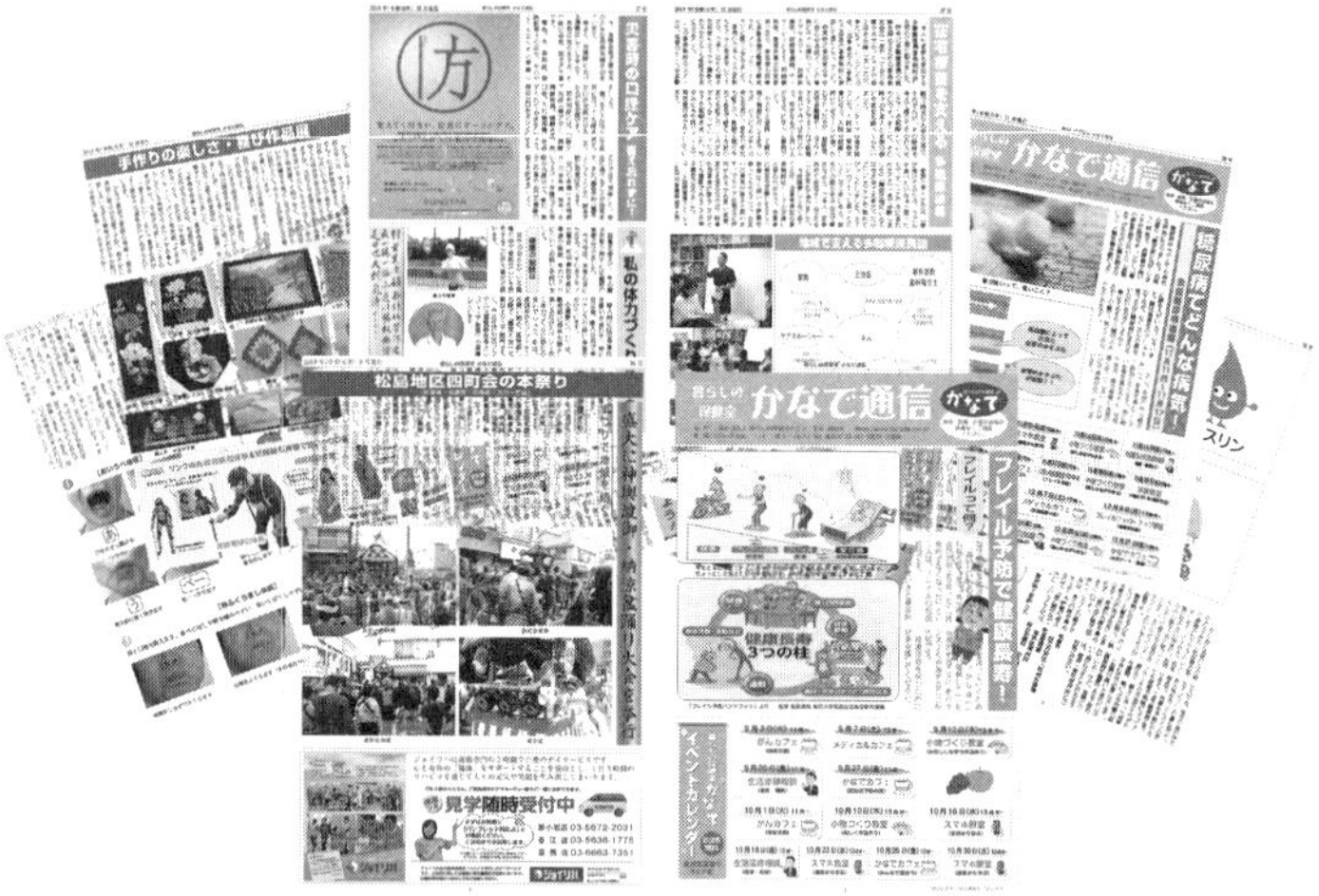

健康情報紙『かなで通信』

どを対象にさまざまな活動をしてきました。

オーラルフレイルに関しては口の体操などを取り入れた「オーラルフレイルの予防講座」、管理栄養士が講師となって、食事の摂り方、食支援の方法を教える「栄養講座」、歯科衛生士などが講師となって口の清掃法を教える「口腔ケア講座」などの健康教室を随時開催しています。「スマホ教室」や「ものづくり教室」も好評です。

また、健康情報紙『かなで通信』を発行し、オーラルフレイルをはじめとした健康情報を提供するということを続けてきました。

近年は自治会の皆さんに協力をいただき、町内会のお祭りで健康教室を開催する機会もいただきました。地域の自治会館で実施した嚥下食の紹介と試食会には50人近い地域の高齢者が参加し、大盛況でした。

また、こうしたことがきっかけとなって町内会では新たに「健康部」が設置され、かなでの活動と連携してもらえることになりました。

今では『かなで通信』を町内の回覧板に入れていただいています。

江戸川区の摂食嚥下医療資源マップを作製

暮らしの保健室として取り組んだ仕事に『江戸川区摂食嚥下医療資源マップ』の作製があります。

例えば嚥下食を出している介護施設や嚥下障害を診断できる耳鼻咽喉科や歯科医院などの医療機関、薬を飲み込めない患者さんのために薬を粉砕している薬局などを地図とともに明記したものです。

目的は地域内にある医療・介護資源を把握し、見える化すること。約2000か所にアンケートを実施して作りました。作製にあたっては青年会議所の先輩が協力してくれました。区議会議員や医師、歯科医師、薬剤師、ケアマネジャー、訪問看護事業者、訪問看護ステーション団体など、さまざまな職種の人にかかわっていただきました。こうした取り組みは人と人とのつながりで実現できることです。

まさに民間の事業所は地域包括ケアシステムのすき間を埋める役割を担っているといえるでしょう。

地域の社会インフラを歯科で創っていく

「誰かと話をしたい」「一人で食事をするのはさみしい」……オーラルフレイルの原因の一つに孤食があります。

夫婦でもお互いに年をとり、どちらかが先に逝けば一人になる。年とともに闊達に語り合う友人も減っていきます。一人暮らしで家から出る機会がないと、ますます孤食の回数が増え、人と話さない日が増えていきます。

「かなで」が近い将来、こうした人たちの立ち寄る場になり、サロンのように気軽に入れ、語り合える場所になればいいなと考えています。みんなで歌を歌うサークルなどがあってもいいですね。

実際、ご高齢の患者さんに聞くと、「一日中誰とも話さないのは嫌だから、コンビニに買い物に行って、お店の人と話すんですよ」という人も多いのです。

かつては、一人になった高齢者を支える地域のつながりがありました。

誰もが顔なじみで、自宅から出てこない人がいれば、ご近所が「どうしたの？」と声をかけるおせっかいを焼いていたものです。

今後はこうしたおせっかいを「かなで」をはじめ、当院や地域の医療機関が手と手を取り合ってできれば理想的でしょう。

外出の機会を作る外来、コミュニティー

街中で見かける歯科医院の多くは外来に特化していて訪問歯科診療はやりません。一方、訪問歯科診療だけを行っている歯科医院も増えてきました。こうしたなかで、両方を並行してやっている当院は比較的、珍しい存在といえるでしょう。

しかし、私は当面、このスタイルを変えるつもりはありません。

80代、90代になっても自分の足で歩ける人には訪問でなく、外来で治療を受けてほしいという願いがあるからです。

高齢だからといって自宅で歯科医師を待つ必要はありません。

何より自分の足で歩けることはすばらしいことだからです。外出の機会を増やすこ

とが足腰を丈夫に保ち、フレイルを予防する決め手になります。

また、出かけるときは服を考えたり、お化粧をしたりと、精神的にもいい刺激になります。脳も活発に働くでしょう。

もっとも、患者さんに長く通っていただくためには快適で、「また行って治療を受けたい」と思われる歯科医院でなければなりません。

だからこそ、快適な治療空間だけでなく、医療スタッフは常に温かい気持ちで患者さんを迎えられるよう、心がけています。

そして、前出の「かなで」とともに「困ったときには、あの歯科医院がある」といってもらえるように、高齢者が安心して暮らせる街づくりを目指して、これからも仲間たちとともに歩んでいきます。

第4章

オーラルフレイルを防ぐ

北海道帯広市での取り組み

栂安秀樹
つがやす歯科医院院長

十勝でオーラルフレイルに取り組む

私が生まれ育ったのは北海道の十勝です。

十勝地域は北海道の道東にあり、帯広市と18の町村から構成されています。面積は岐阜県よりやや広く、人口は約35万人。酪農やジャガイモなどの畑作が盛んです。最近はＮＨＫの朝ドラ『なつぞら』でもおなじみになりました。観光で訪れたことのある方もいるかもしれません。

私がこの十勝の中心都市、帯広市で現在の歯科医院を開業して、２０１９年で40年が過ぎました。この間、他の歯科医師仲間や病院、介護施設、さらには歯科衛生士や管理栄養士など多職種との連携を進め、まさに総合力で地域のオーラルフレイル対策に取り組んできました。

オーラルフレイル対策を急がなければならない背景の一つに「2025年問題」があります。2025年問題というのは、団塊の世代がこの頃までに75歳以上の後期高齢者に達し、介護・医療費などの社会保障費の急増が懸念されている問題です。

現在、高齢者の問題の一つは、加齢により、食べたり飲み込んだりする機能が失われていくことです。食事が満足にできなくなれば、体力が低下し、免疫力が落ちて病気にかかりやすくなります。寝たきりの方は誤嚥性肺炎を起こしやすく、直接、命にかかわります。

そこでこの加齢の影響をできるだけゆるやかにし、口の機能をできるだけ維持すること、80歳、90歳になっても口からおいしくものが食べられることを目指そう。そのために、機能障害という病気の一歩手前の状態であるオーラルフレイルの段階から、口の機能のケアに努めてもらおうというわけです。

同時に、現在、すでに病気の段階に入っている人は、具体的には口腔機能低下症や咀嚼障害、嚥下障害の治療を積極的に行っていくことも大事です。

こうした病気の方々の多くは要介護の状態で外に出ることが難しく、自宅や介護施設、病院で介助を受けて過ごされています。こうした方たちにできるだけ元気に、生きがいを持って過ごしていただくためにも、口から食べていただき、おいしい、楽しいと感じていただくことは重要です。

一方で、普通食が難しい場合はきざみ食や嚥下食など、患者さんの身体の状態に合わせた食事を考え、介護者が、これらを調理し、提供できる力や知識を持つことが必要です。

また、介護を必要としない高齢者であっても、一人暮らしの場合は近くにお店がない、車の運転ができないなどの理由で、食べ物それ自体が手に入らない場合もあります。せっかく入れ歯の調整などをしてよく噛めるようになっても、肝心の食べ物が手に入らなければ本末転倒です。

このような人には食材やお弁当の宅配サービスに取り次ぐこともあります。

また、噛む力が衰えてくると患者さんはやわらかい食事ばかりを好むようになります。こうした栄養の偏りをチェックし、何を食べるべきかを教えてあげることも含め、食を通じて患者さんの生活をサポートする包括的なアプローチに取り組んでいます。

しのびよる食の砂漠化

「フードデザート（Food Desert）」という言葉をご存知でしょうか。直訳すると「食の砂漠」になります。フードデザートは都心部・中心市街地、地方都市において地元食料品や日用品店などが撤退した地区のことで、その結果、高齢者を中心に買い物に困る人が増えてしまう問題を総称しています。

2010年2月1日のNHK『クローズアップ現代』では、「フードデザート～広がる食の砂漠～」と題し、地域の商店街がなくなり、生鮮食品を買えずに栄養不足に陥る高齢者の姿が紹介されていました。

それまで過疎地域で起きていた問題が、都市部で起きていることが問題視され、それが原因で餓死した水戸市の高齢者のケースがあげられていました。

水戸市という関東の県庁所在地、しかも駅前で一人暮らしの方に起きたもので、これは非常にショッキングな内容でした。

ある大学の調査では、こうした地域に住むお年寄りの2人に1人が「栄養不足」というのです。

栄養不足が慢性化すると身体的フレイルになり、肺炎や脳卒中などのリスクが高まります。寝たきりにもつながりかねないことから、こうした食のインフラについても対策をとらなければ、本当の意味でのオーラルフレイル対策にはなりません。

この点を見据え、私は現在、さまざまな職種の人たちと手を取り合って、この地に食の砂漠化が起こらないよう、安心して生活できる「町づくり」を考えながら、仕事に取り組んでいます。

「歯医者さんが町づくり?」と驚かれるかもしれませんが、歯医者だからこそできることもあります。ぜひ、この章ではそうした私たちの活動についてご一読いただければと思います。

歯科医師になった理由

90人余の大所帯の歯科医院、毎年、4月1日には新人スタッフの入社式を実施。希望者には国内の大学病院やベトナム、フィリピンなどでボランティア活動をしてもらう。さらには、看取りを学ぶために納棺体験まで……。

当院がスタッフである歯科医師や歯科衛生士に実施している教育の一部です。

「なんだか、歯科医院らしくない歯科医院。歯医者さんらしくない歯医者」

こんな風に思った方は多いと思います。実際、私の取り組みは現時点では、一般の歯科医院と違って特異といえると思います。私も開業当初はまさか今のような取り組み方を日常的に行うとは想像もしていませんでした。

私の親は歯科とは無縁の仕事をしていました。

ただ、私が歯科医師を志すきっかけになったことの一つが父の「医療という仕事に対する思い」でした。

父は帯広で生まれ、叔父が経営する印刷会社で働いていました。

「若い頃から医療の職に就きたいという夢を持っていたが、貧しかったことから、その夢がかなわなかった」と幼い頃から幾度となく聞かされていました。

そんな私は理系科目が得意だったこともあり、将来の仕事を考えるなかで、医師や歯科医師が自然に候補として浮かびました。そんな私を父は応援してくれました。

結果的に医師より歯科医師を選んだのは、「往診がないから楽だろう」という18歳の高校生の甘い考えの結果でもありました。

しかし、開業した今は訪問歯科診療に力を入れているわけで、人生とはおもしろいものだと思います。

無事に歯学部に合格、上京しました。卒業後は東京歯科大学老年医学の専門講座である歯科補綴学講座に入局。

そこで入れ歯を中心とした歯科補綴学を中心に2年間、学びました。その後はさらに研鑽を積むために大学の先輩が開業する札幌の歯科医院に勤務。その年に結婚しました。

同年に父は亡くなりますが、父は晩年、会社の専務取締役まで上りつめ、会社の隣に120坪ほどの土地を遺産として残してくれました。

「ここで開業しろ」というメッセージと受け止めた私は、そこに現在の歯科医院を開業しました。父が亡くなった翌年、1979年に歯科衛生士3人と受付1人、私の5人で「つがやす歯科医院」がスタートしました。

今振り返ると相当、無謀な開業だったと思います。

近くにどのくらいの人が住んでいるのか、来院してくれる見込みはどのくらいありそうかなど、何も調べずに歯科医院を開業してしまったのですから……。

しかし、当時は今と違ってむし歯患者さんがあふれていた時代です。帯広市内も患者さんの数に対し、歯科医院は圧倒的に不足している状態でした。

おかげさまで患者さんには困りませんでしたが、開業2年目くらいまでは初診で2か月待ちの状態。寒い中、玄関の入り口で待っていただいたことも何度となくあり、今振り返ると申し訳なく思います。

介護施設でカルチャーショックを受けたある出来事

帯広市では当時、入れ歯を専門にしている歯科医師は少なかったようです。そのこともあり、十勝管内の遠方からも受診してくださる患者さんがたくさんいました。

「栂安先生は帯広では入れ歯が一番上手なんですってね」などといっていただくと悪い気はしません。

ただひたすら、外来患者さんの治療に取り組む。そんな毎日を繰り返していましたが、それで十分、経営も成り立ち、「自分の技術が多くの人に役に立っている」という満足感も得られていました。

ところが、これがとんだ思い違いだったと思い知らされる出来事に遭遇します。忘れもしません、開業して10年目のことでした。

ある民間の老人ホームから、訪問歯科診療の依頼がきたのです。当時はまだ、介護保険制度もなく、訪問歯科診療を実践している歯科医師はほとんどいませんでした。

そのホームの責任者から知り合いを通じて、電話がかかってきたのです。電話の相手は開口一番、「栂安先生が帯広で入れ歯上手だというのは評判です。先生の入れ歯でうちの施設にいるおばあちゃんを食べられるようにできますか?」というのです。

老人ホームにうかがうと、80代の上品な女性が介護スタッフに見守られながら、座っていました。

聞けばその方は、ある有名企業のエリア地区の社長夫人でした。

上品な面影からその人となりは伝わってきました。しかし、アルツハイマー型認知症の末期ということで、意思疎通がほとんどできません。以前は入れ歯をつけられていたそうですが、なぜか施設のほうで外されていました。

施設のスタッフに聞くと、「きざみ食などをあげているけれど、まったく食べてくれないので困っている」ということでした。

入れ歯が外されているので、口に入れても噛むことがほとんどできず、食べ物を丸飲みで食べてもらうしかありません。当たり前ですが、何も口にしなければ栄養状態に問題が生じ、命にかかわることになってしまいます。時には胃ろうも一つの選択になってきます。

そうしたこともあって、介護スタッフの人たちは焦っているようでした。

しかし、そのご婦人は食べるどころか、飲み込みもうまくできないのです。

「困ったな、すでに入れ歯を長期間外しているので、今さら新しいものを入れても食べられるようになるものではないし、どうすればいいのだろう。胃ろうという選択になるのであろうか……」

困り果ててふと周りを見ました。

すると多くの入所者がそのご婦人と同じように、入れ歯を外された状態で、食事をしていました。

介護スタッフがスプーンでどんどん食事をお年寄りの口の中に入れていきます。その様子はたとえは悪いですが、動物にエサをあげるようなイメージで、介護されているお年寄りが食事を楽しんでいる様子はまったくありません。

今ではそんな介助の仕方をしている介護施設はないでしょうが、この光景にはカルチャーショックを受けました。

敗北感が「嚥下リハビリテーション」を学ぶきっかけに

「自分はいったい今まで何をやっていたのだろう」

私は愕然としました。

それまでの私は治療完結型、さらにいえば診療所完結型でした。歯科医院は基本的に来院してくれる患者さんを待ちます。

そこにきてくださる患者さんは高齢であっても、自分で歩ける元気がある。お話も通じる方ばかりでした。入れ歯を作ってはめてあげると、「痛くない、よく噛めますよ」と満足してくれます。

これが常に治療のゴールという感覚で仕事をしていました。

しかし、老人ホームで見たのは、入れ歯があっても食べることや飲み込むことができなくなってしまった人たちでした。

年を経て、咀嚼機能や嚥下機能が落ちるということは、このようなことなのだ、と初めて目の当たりにしました。

これまでそうしたことをまったく知らない状態で、「いい治療ができた」と思い込んでいた自分がはずかしくなりました。

また、当然ながら当時の私には、認知症に対する知識や食べる機能障害に対する相応の技術がなく、老人ホームのご婦人に、食べられるようにしてあげることはできませんでした。これは大きな挫折感でした。

自分の技術の向上も含め、こうした状況を変えなければならないと思いました。これが嚥下障害に興味を持つようになった大きなきっかけとなります。

それから間もなく、私は不足している知識や技術を昭和大学歯学部の口腔衛生学教室で学ぶことにしました。

この講座は脳性麻痺などで食べたり、飲み込んだりするのが難しい障害児（医療的ケア児）の口の発達機能の臨床や研究をしているところです。附属の病院での治療も日本のトップレベルで、外来や施設訪問で障害児を多く診療していました。

そこで私は咀嚼障害や嚥下障害の知識、リハビリテーションを含めた多くの治療法を学ぶことになります。

ただし、歯科医院を開院しながらの通学であるため、月に1回上京することを10年間続けました。

無事、嚥下リハビリテーションの専門医として、治療ができるようになったとき、再び、あのご婦人のお顔が浮かびました。

「この知識や技術があのときあったならば、最期まで口から食べてもらえるサポートが多少でもできていたかもしれない」と悔やみました。

一方で、「あの体験を生かし、これからはしっかり、食べることのサポートにも取り組んでいこう」と強い思いを抱きました。

訪問歯科診療の現場で

昭和大学で学び終わるちょうどその頃、介護保険制度が始まりました。訪問歯科診療にも一定の診療報酬がつき、国もこの制度を推奨したことから、十勝でも徐々に歯科医院が必要性を感じ、取り組みがスタートしました（訪問歯科診療の仕組みについては第3章を参照）。

私は過去の体験を生かし、専門性を持って、少しでも生きる支援につながる食事・栄養に関与したいという思いで訪問歯科診療に取り組みました。

高齢者の患者さんのところに訪問歯科診療に行くと、やるべきことは口の中を清掃したり、入れ歯を作ったりという一般的な治療が主になりますが、患者さんの生活を考えれば、これは診療のゴールではなく、あくまでも生活支援の一部と考えています。診療をすることの本当の目的は患者さんが痛みなく、自然に違和感なく口からおいしくものを食べられるようにすることにあります。それができなければ、診療の意味がないと思います。

さらに、年月を経て、患者さんの寿命が尽きる最期のときまで、できるだけ自分で食べられる状態を維持できるようにサポートしていくのが歯科医療のゴールだと考え、そのためにできることをやっていこうと思いました。

実際、口の機能が改善し、おいしく食べられるようになると、身体や気持ちが元気になる患者さんが増えてきました。食べることが自然体になると、生活することに前向きになるようで、ご家族や私たちともよく話してくれるようになります。外出が可能な人は散歩に出かけたり、買い物に出かけたりして積極的になるのです。つくづく、おいしく食べることが生きるための原点だと実感しました。

訪問診療では必ず冷蔵庫を見る

食べたり、飲み込みにくくなったりしてくるとパンや麺類などの炭水化物に偏り、肉類や野菜などが不足しがちです。入れ歯の調整などで噛めるようにしてあげても、以前と同じ食事を続けていたら、健康を維持することはできません。

また、一人暮らしの高齢者はコンビニなどで総菜を買って食べることが習慣になっていて、そのために栄養バランスが悪くなっていることもあります。さらに、寝たきりで、食べることにも介護が必要な方は、患者さんに合った嚥下調整食などを上手に利用するべきです。

高齢者の生涯を考えた診療となれば、こうした点も聞き取り、どんなものを食べたらいいかといった栄養指導が欠かせません。

このため、訪問歯科診療で一人暮らしのお宅、高齢者だけのマンションなどにうかがう際は「患者さんが何を食べているか」を確認するために、冷蔵庫を見せてもらうこともあります。

「それはあまりに失礼ではないか」と考える読者の方もいるかもしれませんが、どんなものを食べているか、何が不足しているかといった食生活の様子が一目瞭然にわかるのが、冷蔵庫なのです。

そして、私はこういうおせっかいこそが今の世の中では大事だと思っています。冷蔵庫を見せていただきながら、患者さんやご家族と話をするなかで、「孤食のさみしさ」「買い物に行く不便さ」など、地域の高齢者が抱えるさまざまな問題も浮き彫りになります。そんなときに「フードデザート」（117ページを参照）のことを思い出し、少なくとも十勝ではそのようなことにならない地域にしていこうと思うのです。

多職種連携で高齢者を守る

食の支援をするうえで欠かせないのが管理栄養士の力です。患者さんにとって、必要な栄養量を算出し、食べたほうがいい食材や料理のメニューを提案できるのも、管理栄養士。歯科医師にはおおまかな指導はできても、調理法も含めて患者さん一人ひとりに合わせたきめ細かな指導はできません。

このため、歯科医院として管理栄養士がぜひとも必要と感じ、募集、採用をしました。そして、訪問歯科診療で多くの方を診るうちに、高齢者の食を持続的にサポートするために、さらにさまざまな専門職の方とのかかわりが増えていきました。

例えば介護度が高く、咀嚼障害や嚥下障害が進んでいる患者さんには嚥下リハビリテーションが効果的ですが、このリハビリを担ってくれるのはリハビリテーション職のなかでも、言語聴覚士（ST。Speech Therapist）です。

さらに、食べられない状態が長く続き、全身の状態が悪い場合は栄養剤や補液、薬の投与が必要なこともあり、この点は医師や薬剤師の出番となります。そしてこのように患者さんがさまざまな治療やリハビリを受けるなかで、身体や心のケアをしてくれるのは看護師になります。したがって、これらの職種との連携、可能であれば雇用し、院内に多職種チームを作ることができればこれにこしたことはありません。

訪問歯科診療の依頼が増えるにしたがって、自身の歯科医院のスタッフの数も増えていき、同時に専門職の方々との多職種連携で動くことが当たり前のようになってきました。これは従来の歯科医師一人ですべてを完結してきた歯科医院の姿とは違う、時代の要請に合ったスタイルの歯科医院です。

一人でできないことが多職種連携で可能になる

多職種連携でできる効果的な取り組みの一つに、介護施設でのミールラウンド（食事場面での評価）という支援があります。

わかりやすくいうと、介護施設の高齢者が食事をしているところに管理栄養士や医師、歯科衛生士、介護スタッフなど、さまざまな職種の専門家が一堂に会し、その様子を見せていただきます。

そこで「患者さんが食べられない、飲み込めない原因は何か？」「どのようなことをすれば改善する可能性があるか？」といった意見を出し合い、検討するのです。

例えば、介護スタッフが、

「口をなかなか開けてくれないので、食べることができない」

と問題点をあげた場合、歯科医師が、

「ため込みがあるかもしれないので、スプーンで口唇を少し刺激してはどうでしょうか」

と提案する。こんな感じです。

「机や椅子の高さを変えたほうが、食事全体が認識でき、口を開けやすくなるのでは」

という意見も出し、そのようにしたり、食事介助の方法や食事内容、食事の量を変更することもあります。

歯科医師はどうしても、その仕事から患者さんの口の中の状態に目がいきがちです。そうしたときに、別の専門職の観点から患者さんの問題を指摘してもらうことはとても大事ですし、ひいては患者さんのためになります。ミールラウンドが効果を生み、患者さんの食べる力が改善する様子を見ると、「専門職の視点を合わせることで、より目の前の高齢者を幸せにできる」と、強く感じています。

手術の前に口の中を清潔にすることで合併症が激減

訪問歯科診療を開始してから、医師や病院からの診療依頼も増えてきました。高齢の患者さんが年々増え、入院中に起こりやすい誤嚥性肺炎の対処に、歯科の処置である口腔ケアが欠かせなくなってきたからです。

図4

術前口腔ケア施行食道がん切除症例における肺合併症

◆

・2011年1～12月　全14例
・無気肺：1/14　肺炎：0/14

高度進行食道がん症例、
癌性胸膜炎による2期再建症例を除き、
肺合併症明らかなものなし

参考：2003～2007年　肺合併症10/49（20%）

術前に口腔ケアを行った食道がん切除症例における肺合併症。当院と帯広厚生病院外科との連携により、2003～2007年に比べると、かなりの効果が出ていることがわかる。これらが外科学会で発表され、それなりの評価をもらった報告はうれしい。

食道がんなど、消化器の手術といった大きな手術をした後は誤嚥性肺炎が起こりやすくなります。せっかく手術が成功してもこの合併症が命取りになって、亡くなるケースは珍しくありません。

誤嚥性肺炎を防ぐ処置としては、手術の前に口腔ケアをして口の中の細菌をできるだけ取り除くことが非常に有効です。そして、この口腔ケアを担うのが歯科医師や歯科衛生士ということになります。

口腔ケアの有効性については多くの研究がありますが、ここに当院がかかわったケースを紹介したいと思います。１つ目は帯広厚生病院外科と連携し、患者さんの術前口腔ケアを実施したものです。

術前口腔ケアの取り組みをした前後での術後合併症の数を比べた結果、取り組み前の2003~2007年は手術を受けた49人中10人に肺炎などの合併症が発生、これに対し取り組み後の2011年1~12月は14人中1人（肺炎は0人、無気肺は1人）という結果が得られています。

図5

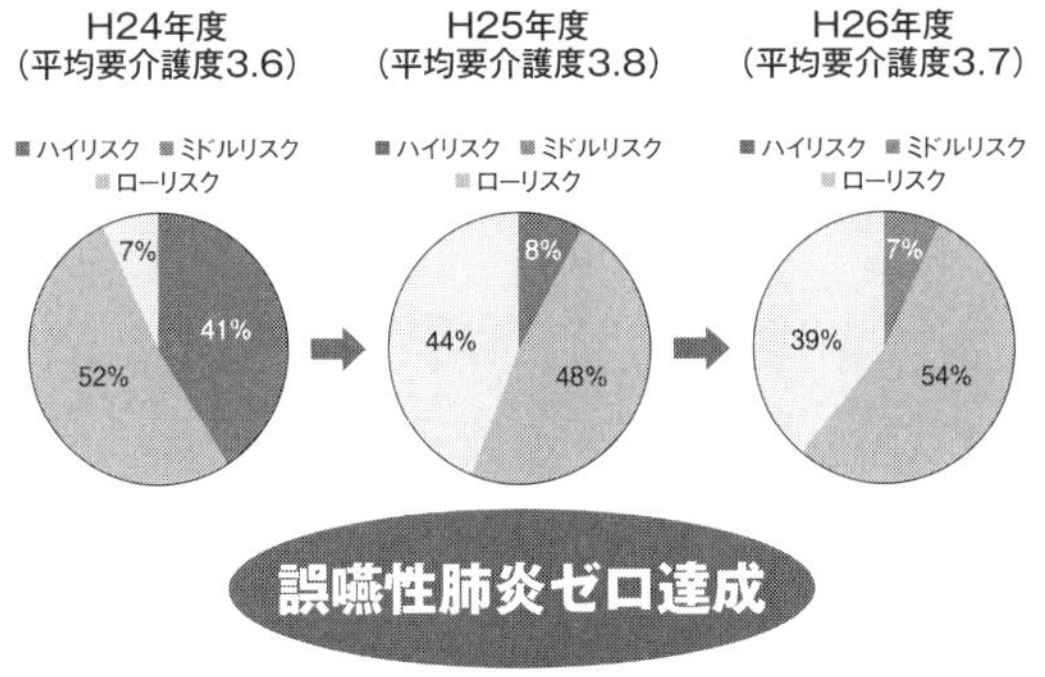

開設3年目の特別養護老人ホームでの歯科検診の結果。これらの協働の結果、ハイリスク者は激減。抗菌薬の使用減やスタッフのモチベーションアップなど、他のメリットも大変大きい。

2つ目は地元の特別養護老人ホーム「帯広けいせい苑」での取り組みです。この特別養護老人ホームで3年間の口腔ケア介入の効果を追いました。そこに入居されている方たちに口の中の清掃とともに、食べられる口づくりとして嚥下リハビリテーションを併用したところ、毎年、一定数起こっていた誤嚥性肺炎が0になりました。

また、医療機関へ、受診、入院となる病気の様子も変わってきました。それまで入所者の入院原因の1位となっていたのは肺炎に代

図6

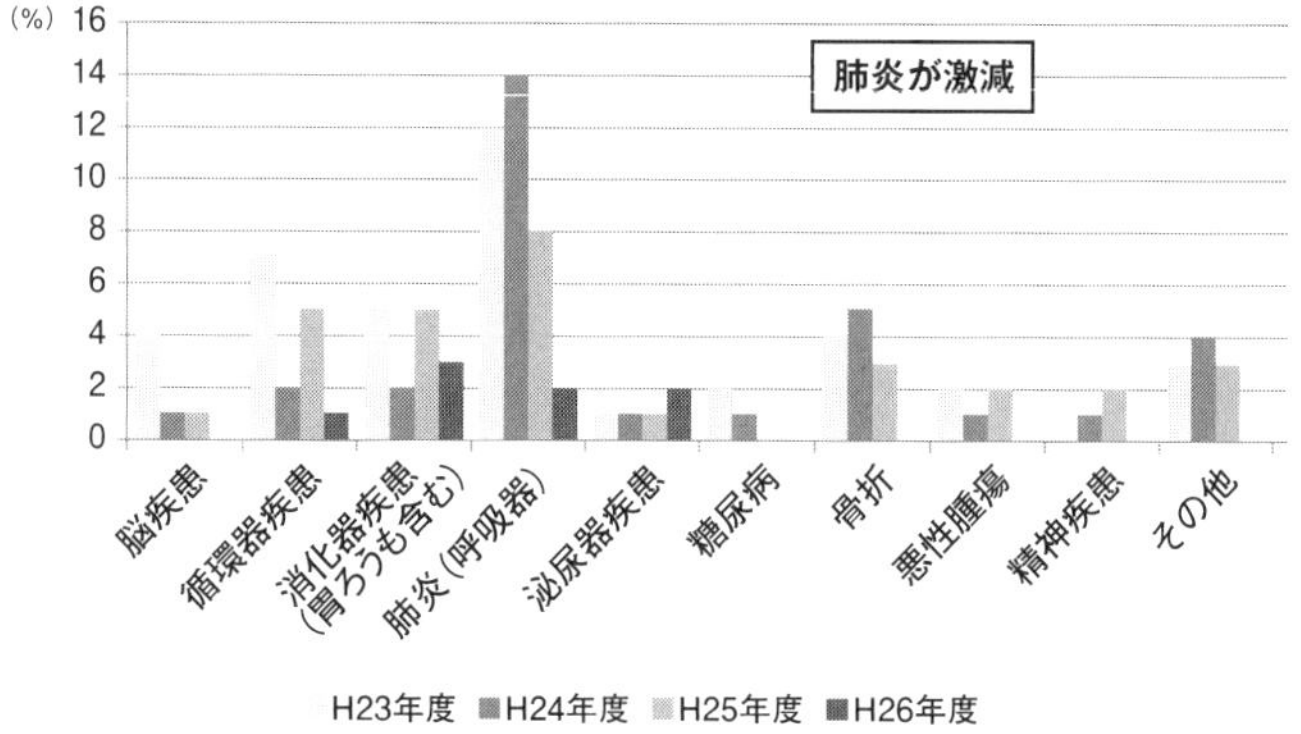

施設入居者の入院理由は、呼吸器疾患がトップ。歯科が連携することで、呼吸器疾患の割合・件数ともに減少した。連携は大きな効果として表れる。これらのデータを国へフィードバックすることで、さらなる制度改革へつながっていく（当院調査: 老人ホーム帯広けいせい苑）。

表される呼吸器疾患で、1年目は12%、2年目は14%でしたが、3年目は8%、その後、4年目調査したところなんと2%まで減りました。

呼吸器疾患全体の数が大幅に減ったことで、入所者が入院する数は大幅に減りました。それだけ入所者の皆さんの栄養状態の改善、免疫力の向上、食べる意欲の向上につながったということで、これは介護施設にとっても、メリットが大きいでしょう。

多職種連携のネットワークを作る

多職種連携の効果を確信した私は連携の強化、促進のために同じ志を持つ仲間たちと2001年に「食と健康支援ネットワーク（以下、食健ネット）」という会を設立しました。

歯科医師のほか医師、看護師、歯科衛生士の有志が集まり、さらに管理栄養士やリハビリのセラピスト、薬剤師、ケアマネジャーなども加わり、184名の会員でスタートしました。

大きなきっかけとなったのは地元の地域リハビリテーション支援事業連絡協議会によるアンケート調査の結果です。

この協議会は病院や介護施設で、脳梗塞や大腿骨骨折の患者さんのリハビリを担うセラピストたちが主な会員です。

アンケートでは十勝全域の病院、介護施設を対象に「障害として件数の多いもの、対応に苦慮しているもの」を質問しました。

その結果、件数で3位、対応に苦慮しているもので1位になったのが、「嚥下障害」だったのです。

当初の活動はお互いの職種の内容を理解する勉強会がメインで、口の機能や高齢者の食事、嚥下リハビリテーションなどについて、この分野に詳しい管理栄養士や医師、歯科医師や介護食の人たちに講演をしてもらう形式で実施していました。その後はこの分野の専門スタッフを養成するためのコース（食・口腔・栄養スタッフ養成コース）を作り、栄養評価、呼吸聴診、食事の介助や口腔ケアなどの実習を含めた実践的なネットワークに進化しています。

食健ネットから生まれたネットワークは十勝における「医科・歯科連携」のモデルとしての役割を果たしてきたと自負しています。

地域の人たちにオーラルフレイルについて知ってもらう活動

子どもや働き盛りの世代に口の健康やオーラルフレイルについて知ってもらう活動も実施しています。

2017年、歯科医院の新館を増築する際に「街の保健室　てと・て」というコミュニティースペースを開設し、ここでオーラルフレイルの啓発をはじめ、健康相談、血圧測定など、簡単な健康のチェックを行っています。健康講話をしたり、食育フェアを実施したり、介護施設などで行う介護予防体操を教えることもあります。ときには行政などと連携してイベントやお祭りで活動することも。

こうした活動にかかわってくれるのは前出の食健ネットのメンバーであり、各分野の専門家たちです。

当院のキッチンを利用しながら、地元、十勝の食材を使った家庭料理や健康食の料理教室も実施し、食べること、料理をすることのすばらしさを知ってもらう取り組みもしています。

２０１９年9月現在は、歯科医院とは別の組織、拠点として、他の場所で「栄養ケアステーション」を開設するべく、構想を練っているところです。栄養ケアステーションとは、管理栄養士が専門的な立場から地域に対して栄養支援を行う拠点です。

現在、管理栄養士がいないために栄養指導ができなかったり、訪問歯科診療に二の足を踏んでいる歯科医院がまだあると思われます。

栄養ケアステーションができると、依頼に応じて管理栄養士の派遣が可能になります。

また、これとは別に、今後は地域のあらゆる世代が元気になるようなケアハウスを作りたい。高齢者の方だけでなく、子どもや障害児も集える食堂、さらに元気な高齢者が生きがいを持ちながらお手伝いしていただける、物販などができる場もあればいいと考えています。これを私は「ごちゃまぜケアハウス」と呼んでいます。

これからの歯科の役割は患者の一生涯をサポートすること

訪問歯科診療を長く続けていると、患者さんの看取りにかかわる機会も増えてきます。最後のステージまで口がきれいで、天国に旅立っても、そこでおいしいものが食べられるよう、ご家族にはギリギリまで支援をしています。

２０１４年に東京都が実施した「都民の健康と医療に関する実態と意識調査」によると、歯科医院の受診率は41％で、高血圧症患者を抜き、歯科医院を訪れる受診率は全医療機関のトップとなりました。

それだけ歯科医院が国民にとって、身近なものになったことを意味すると思います。

歯科医院は国民にとって、なじみの医療機関です。この立ち位置を利用して、院内外での健康づくりの啓発や専門医へつなげる役目を担っているといえるでしょう。

私たち歯科医院の役割は一生涯、食を通じて人を幸せにすることです。また、ヘルスケアを目的として地域住民が耳寄り健康情報を得たり、気軽に集える場を提供することも必要な時代となりました。

人生100年時代、どの年齢においても、患者の一生涯をサポートする食支援を中心とした歯科診療を目指しています。

そして、最期はご家族や患者さんからの要望があれば看取りまで行う。その覚悟が必要だと思います。

実は終末期に歯科医師ができることはたくさんあります。例えば点滴で栄養を摂取するようになってからも、口腔ケアはできますし、そのことで口の乾燥が防げますし、汚れが取れて呼吸もしやすくなります。口がきれいになれば、人は微笑み、しゃべります。

また、意識さえあれば歯科医師の立ち会いの下、ゼリーなどを食べさせてあげることもできます。最近の嚥下食は進化していて、お酒にとろみをつけたり、お酒の入ったゼリーを作ることもできます。お酒の好きな患者さんにはきっと喜んでいただいているでしょう。ご家族からも「最期まで好きなものを食べさせてあげられた」と感謝していただくことができます。
これは歯科医師としても大きなやりがいにつながります。

地域での栄養ケア、オーラルフレイル対策を加速させるために

全国の歯科医院は6万8872軒（厚生労働省医療施設動態調査2017年1月末概数）で、コンビニの数より多いといわれます。だからこそ、歯科医院が手と手を取り合い、訪問歯科診療を通じて地域の社会インフラとなることが望まれています。その動きを全国に広めたいと、私は「つが塾」という歯科医師向けの勉強会を各地で開かせてもらっています。勉強会では私が自院の取り組みについて講演するだけでなく、都内では江戸川区のこばやし歯科クリニック（第3章参照）への見学も行います。

おかげさまで、つが塾は毎回盛況で、訪問歯科診療を通じて地域の高齢者への栄養を通じたケア、オーラルフレイル対策に取り組もうという多くの歯科医師が集います。

この流れを全国に普及させて、国民が安心してそれぞれの地域で老後を過ごせる環境が整えられればと望んでいます。

さらなる課題として歯科医院どうしの連携があります。病院などの医療機関では医師不足、リスク、採算が合わないという理由から、小児科や産科をクローズしているところが増えてきています。

地域の方たちにすれば、子どもを近くの病院で診てもらえない、何キロメートルも離れた病院で出産しなければならない、という切羽詰まった状況で、これはまさに医療の砂漠化です。

同じことが歯科であってはいけないと思います。そのために歯科どうしが手をつなぎ、支え合わなければなりません。数多い歯科医院が個々に自分の診療を行う時代は終わりです。歯科医師どうしが一丸となって、できればそれぞれの専門性を認め合い、診診連携で地域の方たちをサポートする、そんな体制をスピード感を持って作っていきたいと思います。

第 5 章

オーラルフレイルを防ぐ

京都府京都市での取り組み

林 甫
林歯科医院院長

京都市南区で20年以上、実施されてきた「医科歯科連携」

我が家は祖父の代から3代歯科医師をしています。兄も歯科医師ですが、この地で開業した父の後を現在、私が受け継いでいます。

私は高校卒業後、東京歯科大学に入学。卒業後は有床義歯関連の歯科補綴学講座に入局し、入れ歯を中心とした補綴の考え方や技術を学びました。その後、京都に戻ってからは、入れ歯外来を設け、入れ歯の製作、合わない入れ歯の調整に特に力を入れてきました。

観光地で知られる京都市は11の区に区分けされています。当院があるのは南区で、五重塔で知られる東寺から歩いてすぐのところです。

南区は市街地の中心部からやや離れていますが、京都駅から比較的近いこともあり、京都の南玄関、羅城門を中心に観光業を含む一般企業、工場、田畑、さらに住宅地が混在しています。人口も多く、そのためか、特別養護老人ホーム、デイサービスセンターなどの福祉施設が他の区よりも充実しているところです。

私は歯科医院での外来診療のかたわら、20年ほど前から仲間の歯科医師たちと共同で、この南区の方々を中心に訪問歯科診療に取り組んでいます。

他の地区に比べても訪問先に病院が多いのが特徴で、これは私たちが訪問歯科診療を始めた当初から、「医科歯科連携」に力を入れてきた結果だと思います。

地域の仲間たちと訪問歯科診療のセンターを開設するまで

訪問歯科診療の必要性について気づき始めたのは1990年代後半のことです。すでに歯科医院は私の代になり、私は地元の歯科医師会の会員として活動していました。南区で開業する歯科医師たちの集まりである「京都府歯科医師会南支部」では当時から福祉施設での歯科健診を年に1回、実施しており、私もこれに参加していました。

施設に入所している方たちの健診をすると口の中が不衛生であったり、合わない入れ歯を使っていたり、咀嚼や嚥下に問題があったりと、その多くが口に何らかのトラブルを抱えていました。治療を受けたくても、身体が不自由なために歯科医院に足を運ぶことができない……その結果でもありました。

地域の歯科医院の役割はそこに住んでいる方たちの健康を守ることにもかかわらず、それが十分にできていない現状を目の当たりにしたわけです。

危機感を感じた私たちは歯科医師会の中に「南口腔ケアセンター」という組織を設立することを決めました。

歯科医院どうしが連携し、要介護者や心身障害者を対象に、介護施設や病院、あるいは自宅からの歯科の治療要請に応じることにしたのです。

医師や病院に訪問歯科診療について積極的にPR

一方、センターを始めた当初、訪問歯科診療の依頼は思ったほどありませんでした。

住民の人たちに活動内容が知られていなかったことが一番の原因です。歯科医師が訪問して診療をしてくれるとは思ってもみないことのようでした。チラシなどを配っても電話がかかってくることは少なく、考えた末に医師や病院にセンターについて知ってもらい、医科歯科連携ができれば、と考えました。

病気の回復のためにも口から栄養を摂ることは大事ですが、歯が悪かったり、口の機能が低下していたりすると、食べたり、飲み込んだりできません。薬を上手に服用できないために、治療に支障が出ることもあります。訪問歯科診療はこうした方たちを治すことが得意です。

大きな病院には歯科があるところも多いので、すべてを引き受けようということではなく、「何かお手伝いできることがあればぜひ」と声をかけ続けました。

これに多くの病院や医師が賛同してくれました。

病院には自分で口の中を磨くことが難しい患者さんが多く、汚れや口臭がひどく、口腔清掃のお手伝いや、噛むことができないといった機能低下のため、看護師さんも苦労されていました。

まもなく、病院の看護師さんを通じてセンターに依頼がくるようになりました。その後、年々、病院からの依頼件数が増え、今では病院へ毎日のように訪問に行くのが当たり前になりました。

この話を他の地域の歯科医師にすると、

「医師と歯科医師は交流をあまりしないのに、よく連携ができましたね」

「うちでは難しいですね」

などとよくいわれます。実際、医科歯科連携の必要性が指摘され、全国でも少しずつ普及してきていますが、まだまだです。

京都人は古いものを大事にする一方で、新しいもの好き、とよくいわれますが、医科歯科連携がうまくいった背景にはこうした我々、京都人の気質も影響しているのかもしれません。

訪問依頼の窓口は歯科衛生士

南口腔ケアセンターには訪問歯科診療の勉強をした専門の歯科衛生士が複数、所属しています。フリーランスの歯科衛生士も珍しくありません。センターへの依頼電話を受けるのは、こうした歯科衛生士です。彼女たちがいなければ訪問歯科診療は機能しないでしょう。

電話は歯科衛生士が所属する歯科医院、または歯科衛生士の自宅に設置されており、電話が入るとまず患者さんの状況、希望する治療などについて、詳しい内容を聞き取ります。

場合によっては患者さんのところに訪問して、情報収集を行います。これにより、患者さんの状態がさらに詳しく、その性格や雰囲気もわかります。高齢の方は認知機能に問題がある方も多いので、そうした状況を知っておくことは、スムーズな診療につながります。

なお、センターに所属する歯科医師は南区をさらに地区ごとに分割した歯科医師6名程度のグループ単位となっています。初診の患者さんについては患者さんのいる地区のグループの歯科医師が協議しながら、誰が担当医となるかを決めています。

訪問歯科診療を依頼してくる患者さんは難しい病気を持つ方が多いこと、また、訪問歯科診療は外来診療と違って、使える器具が限定されていることがあります。このため、できる治療に限りがあり、各分野に精通した歯科医師が行くことが患者さんにとっても、歯科医師にとってもいいのです。

なお現在は、京都府歯科医師会が口腔サポートセンターを立ち上げています。ホームページから訪問歯科診療の申込書をダウンロードし、FAXを送信します。すると、患者さんの近隣の口腔サポートセンターに取り次いでくれます。

認知症の患者さんに対する治療も可能

訪問歯科診療は通常の歯科診療と、その性格が大きく異なります。

例えば認知症がある方を診ることは珍しくありません。認知症が進むと意思の疎通が難しくなることがあります。そのような方は治療を嫌がることが多く、口を開けたがらないのも普通のことです。

しかし、「拒否をされるから治療はできません」では、訪問歯科診療はすまされないのです。うかがうからにはさまざまな技術を駆使して、患者さんやご家族の要望に応じることができなければ、一人前とはいえません。

また、病気で入院している患者さんは、心身ともに万全ではなく、不安を感じていることも多いものです。そうした気持ちを汲み取って、ときに悩みを聞いたりしながら治療をする姿勢も、当たり前ですが大事なことです。

病ではなく患者さん全体を診る……。私が訪問歯科診療を通じて学んだ一番大事なことの一つです。また、看護師さんの心遣いや協力が、患者さんの治療の成功の大きな助けになっていることを実感します。そして私は今、患者さんと心を通わせながら治療ができるこの仕事に生きがい、やりがいを感じています。

次の項からはこれまでの診療で特に印象に残っている実際のケースをいくつか紹介したいと思います（プライバシーの関係から、ご本人とわからないように話を一部、変えてあります）。ご一読いただくことで訪問歯科診療の現場の雰囲気が少しでも伝われればと思います。

頑固で治療を拒否する85歳男性は、ほめることで態度が柔軟に

85歳の男性、Mさんは病気で京都市内の病院に入院していました。病棟の看護師さんから「ご家族から『入れ歯が合わないようなので、診てほしい』といわれています」と連絡がありました。

歯科衛生士とともにお部屋にうかがうと、Mさんはなんとも不機嫌な様子でした。不機嫌なのには理由がありました。ご家族によるとMさんは上下とも総入れ歯を使用しています。それは40年前に作ったもので、修理はしていないということですが、

「何も問題はない。接着剤（入れ歯安定剤）をつければ大丈夫だから」といい張り、診療を拒否するというのです。

一方、ご家族はMさんが食事をするときに入れ歯が歯ぐきからズレ、浮いた状態で、うまく噛めない様子を見ていました。

「なんとしても入れ歯を直してあげたい」と思ったようです。

そこで私は尊敬の念を込めて、まずMさんに、「（問題がないということは）入れ歯の使い方が上手なんですね」とほめました。

すると……Mさんは急にうれしそうな表情になりました。そこで「ちょっと診せてくださいね」というと、少しですが態度が柔軟になり、「どうぞどうぞ」と口を開けてくれました。

診察をすると確かに下の入れ歯が浮き上がる様子がわかりました。さらにお願いして入れ歯を口から外し、床《しょう》に乗っている人工歯を見ると、噛み合わせる人工歯の面が長年の使用によって減り、ツルツルになって、噛み合わせると上下の間にすき間ができてしまっていました。また、入れ歯安定剤を使っているため、床と歯ぐきの間にもすき間がありました。

そこで初診では入れ歯の床の粘着面にレジンという材料を足すなど、入れ歯の修理を実施。上下が噛み合うようにしました。

2回目の訪問からは患者さんは笑顔で迎えてくれるようになりました。そこでさらに少しずつ、入れ歯の調整をしながら、同時に頬や舌など、低下している口の機能を改善するトレーニングを行っていただいています。

その効果もあって、食事をよく噛んで食べることができるようになってきました。このとき、最も注意していることは、元に戻せる材料・方法で行うことです。良くても悪くても義歯の変化に過敏な方がおられるからです。十分な注意を払いながら、修理を続けており、安定剤なしで満足して使ってもらっています。

まだ、治療途中ではありますが、最終的には「入れ歯を直してよかった」といっていただけるのではないかと期待しています。

入れ歯は調整が大事。痛みなどの悩みも解消する

Mさんのように合わない入れ歯を使い続けていると口の中で動く、あるいはすき間ができたりして噛むことがうまくできなくなります。

また、このほかにも合わない入れ歯では患者さんが次のような症状を訴えます。

「食べると歯ぐきに響いてたまらない」

「歯ぐきが赤く炎症を起こした」

「片側ばかりで噛むので、顎が痛かったり、肩こりや頭痛までしてきた」

「口の中に入れるとフワーッと浮いてきて、ご飯がコロコロして、まったく食べられない」

「歯ぐきと入れ歯の間に食べ物が入ってしまう」

入れ歯が口の中におさまるためには、まず、入れ歯が置かれる場所である歯ぐきの

粘膜（顎堤粘膜《がくていねんまく》）と入れ歯の内面がぴったり合っていることが条件となります。そして、その間に唾液が入ることで離れにくくなります。

唾液があまり出ない口腔乾燥症の方は、入れ歯がぴったり合っていても、落ちやすくなります。

また、入れ歯は「吸着現象」といって、ゴムや合成樹脂の吸盤のように、入れ歯の床の部分が歯ぐきにくっつき、封鎖されることで傾いたり、引っ張ったりしても取れないようになっています。

上の入れ歯に比べ、下の入れ歯は歯ぐきの面積が小さいため、どうしても外れやすくなってしまいます。これを頬や唇、舌でうまく押さえるとともに周囲の封鎖を作り、安定するように工夫しなければなりません。

噛んだときに痛いのは入れ歯の一部分のみが歯ぐきに接触し、隙間がある場合が多いからです。歯ぐきの変化や入れ歯のすり減り具合、また型取りの際の変形も原因となります。

そもそも歯ぐきは入れ歯を乗せるようにできていないので、少しでも無理をして使うとすぐに歯ぐきが傷つき、潰瘍などができてしまいます。

また、入れ歯による痛みは噛み合わせの問題によっても起こります。

上と下の歯が噛み合うところで、一か所だけ噛み合わせが悪く、過剰に力がかかっている部分などがあると、噛んだときにカウンターパンチを受けたように入れ歯が動き、歯ぐきが擦れて傷になります。

このように入れ歯が合わない場合、調整をすることで、使い心地がよくなります。例えば「痛い」という訴えがある場合は人工歯や床のその部分を少しずつ削って「あたり」をなくしていくのです。大きく削ってしまうと元に戻せないので、1回削って0・1㎜、それで合わせて合わなければまた0・1㎜削る、というように時間がかかります。患者さんにも忍耐がいる調整ですが、必ずフィットするようになります。

「入れ歯が合わない」とドクターショッピングをして次々と新しい入れ歯を作り、ビニール袋に合わない入れ歯をいっぱい詰め込んで外来でやってくる患者さんがよくいらっしゃいますが、それは、合わないのではなく、きちんと調整をしていないからなのです。

入れ歯を直したらおいしく食べられるようになり、体重が5kg増

入れ歯を調整すると食べ物がおいしく食べられるようになり、患者さんが元気になることが多いです。85歳の女性、Hさんもそうした一人です。

治療経過を紹介しましょう。

Hさんは脊椎炎という病気で入院中のところ、訪問歯科診療の依頼がありました。「入れ歯が痛くてはめられない」と病棟の看護師さんに相談、看護師さんを通じて連絡がきたのです。

訪問すると、「これを機会に、できれば新しい入れ歯を作りたい」ということで、使用中の入れ歯を調整しながら、同時に新しい入れ歯の製作に取り掛かりました。

新しい入れ歯をHさんは心待ちにされており、頻繁な診察にも文句一つありません。できあがりにも非常に満足されていました。

そして、退院後、私は病院から介護施設に移ったHさんを入れ歯のメンテナンスのために数か月ぶりに訪問しました。すると驚いたことに、Hさんのお顔は病院にいた頃よりふくよかで、血色もよくなっていました。聞けば、「新しい入れ歯を作ってから何でもおいしく食べることができます」とのことで、入院時から5kgほど体重が増えたそうです。

以前からほがらかな方でしたが、ますますお元気になり、私と歯科衛生士のことを施設のお友達に紹介し、歯科にかかることをすすめたり、折り紙の箱を作ってみんなにプレゼントしたりしています。これからも末永くお元気で過ごしていただくために、歯科医師として寄り添っていけたらと思っています。

認知症の奥さんの入れ歯を、介護するご主人と一緒に調整

こちらは合わない入れ歯を介護者と協力しながら調整し、うまくいったケースです。患者さんは認知症の女性、Yさん（80代）。依頼の電話をしてきたのはYさんの介護をしているご主人からでした。

「長年、使用していた下の総入れ歯に欠けやすり減りが出てきたので最近、新しいものに作り替えたのですが、それがどうも、合わないようで……」というのです。はめてあげても、「これ、なんか気持ち悪いわ」と短時間で取り外してしまうとのこと。入れ歯をつけないと食べ物が食べられないので困っているということでした。

早速、ご自宅を訪問し、その場で少し調整をしましたが、やはり、「気持ち悪い」とはめてもらえません。細かい部分のやりとりが難しいこともあり、ご主人にYさんの要望を聞いてもらいながら、その話を参考に調整をしていくことにしました。

入れ歯の何が不快なのか、不快な場所はどのあたりなのかなどを、一日の多くを患

者さんと一緒に過ごすご主人に探ってもらいます。

その話を次に訪問したときにうかがって、違和感の原因となっている部位を約1㎜ずつ削り落としたり、逆に足したり。

そしてはめてもらい、ダメだったら、再度、次の訪問時までに問題点を探ってもらう……。

この作業を繰り返すこと10回、Yさんがようやく、「これでいい」と納得し、装着してくれました。

ご主人の愛情を感じるとともに、訪問歯科診療ではご家族の協力が欠かせないと実感した出来事でした。

治療を拒否し、暴れる患者さんの歯をユニークな方法で抜歯

認知症や認知症傾向のある患者さんに対しては、臨機応変な処置が求められること

もあります。

ある日、いつも依頼をいただくK病院の看護師さんから、「脱水症状で入院している患者さんを診てほしい」と連絡がありました。患者のEさんは93歳の女性で認知症の傾向があります。

看護師さんによれば、「『歯が痛い』といって歯磨きを嫌がるので、困っているのです」ということでした。

早速、訪問したところ、認知症の患者さんによく見られるように、見慣れない私たちを警戒している様子です。

それでも来た理由を丁寧に説明し、口を開けてほしいとお願いすると応じてくれました。見ると右上には歯がなく、むし歯で根っこだけになった歯が12〜13本あります。

一方、痛みを訴える右下の歯（前歯）は抜けかけていてグラグラ。よく見ると左上の前歯もグラグラしています。痛いというのはこの左上の歯でした。

この歯は動揺歯でブラブラの状態ですから、抜かないと痛みが取れません。

一般的には初回の訪問時は患者さんとのコミュニケーションを取ることを優先し、応急的な処置にとどめます。そして、抜歯などは次回以降に行うのですが、Eさんは痛みがとても強そうなので、抜歯を優先することにしました。

抜歯するためには麻酔が必要ですが、それをしようと指で口に触れると拒否して、「嫌だ、嫌だ」と顔を左右に振ります。動く手や身体を優しく押さえて再度、口に触れようとしましたが、今度は、「なんで押さえるの?」と大騒ぎ。

とても麻酔ができる状態ではありません。

そこで口が開いた瞬間を見計らって、問題の歯を鉗子《かんし》でスッとつかみます。そしてそのまま固定し、じっとしていました。

Eさんが嫌がって、枕の上で頭を左右に振ることを利用して、歯が抜けることを期待したのです。すると期待通りにまもなく、歯がポロリと抜けました。

これを見た看護師さんは、それまで一緒に奮闘していただけに、「よかったですね!」と大喜び。

他のスタッフの方も手を叩いて、歓声をあげました。このムードがきっかけとなったのか、Ｅさんは徐々に私に慣れてきてくれたようで、２本目の歯は口を開けて抜歯をさせてくれました。

患者さんの目を見て話す

認知症の患者さんを診る機会は多いですが、子ども扱いをしたり、意思の疎通を怠ってはダメだということを痛感します。

認知症の方は病気になる前までは社会の一員として活躍し、また家庭を支え、子どもを養育されてきた方々です。その方の本質は変わらないということを心に留めて、患者さんの目を見て、話しかける。そのことを地道に続けることで少しずつ信頼関係が築け、治療を任せてもらえるのだと思います。扱いが難しい方は、看護師さんに助けてもらいながら、少しずつ信頼を得るようにしています。

口腔ケアにうかがう場合も、最初は歯磨きすらさせてもらえない、拒否されるケースが多いですが、世間話をするうちに少しずつ慣れてくれますし、笑顔で迎えていただけるようになったケースもあります。今では身内のように名前で呼び、接していただける患者さんもいます。

その結果、むし歯の治療や入れ歯の製作など、難しい治療ができるようになったケースも珍しくありません。

がんの手術前に口の中を清掃 ～患者さんの不安をやわらげる～

訪問歯科診療の役割として、近年、期待されているものの一つに「周術期の口腔ケア」があります。周術期とは手術前から手術後、回復期を含む手術期間のことです。

このうち私たちがかかわる機会が多いのは手術前の口腔ケア。術後の傷口への感染や誤嚥性肺炎などの予防を目的に、口の中の歯石やプラークを除去して、口の中の細菌を減らします。口から食事ができないために、自浄作用が働かず、菌が増えやすくなるのです。

ある日、病院からこの手術前の口腔ケアの依頼がきました。聞けば患者さんは60代の男性、Nさん。なんと、最近まで長年、当院の外来に通院してくださっていた患者さんでした。

歯科衛生士と一緒に病室を訪問すると、Nさんは笑顔で迎えてくれました。聞けば最近になって食道がんが見つかり、数日後に手術を受けることになっているといいます。

私たちは、「大変でしたね」といいながら、Nさんの話す病気の詳細についてうかがいました。手術は食道を大きく取り除き、胃と接合するという大がかりなものです。詳しい手術の内容、がんのステージについても話してくれました。

一方で、このような状況ではありますが、私たちは久しぶりに会えたことがうれしく、診察、口腔清掃をさせていただきながら歓談しました。

清掃が終わるとNさんは、「がんと聞いてずっと不安な毎日でしたが、でも、こうして馴染みのある先生たちにきてもらって、大変落ち着きました。話せてうれしかったです」といってくれました。

こちらもそれを聞いて、胸が熱くなりました。

入れ歯以外にいい方法はないかと考えている方へ

これまでの患者さんのケースを読んでいただければわかるように、私が訪問歯科診療で診ることが多いのは圧倒的に入れ歯（総入れ歯）の不具合です。

入れ歯の不具合は丁寧に調整していくことで解消しますが、入れ歯自体は天然の歯ではありませんので欠点もあります。一番の問題は入れ歯が天然の歯と比べ、噛む力が弱いことです。よく合う入れ歯でも最大の噛む力は天然の歯の3分の1くらい。リンゴを丸かじりすることなどは難しく、よい入れ歯を作っても「なんでもおいしく噛める」とは残念ながらいえないからです。

このような事情から、最近、高齢者やそのご家族から、「インプラントはどうでしょうか？」と相談される機会も増えてきました。

そこで、インプラントやそれ以外の方法として、最近、注目される「インプラント・オーバーデンチャー」について少し解説をさせていただきたいと思います。

インプラントのメリット、デメリット

まず、インプラントについてです。インプラントとは人工歯根のこと。歯根は歯冠（白い部分）の土台となって、歯の下の歯槽骨という骨に埋まっています。インプラントはこれをチタンという金属で作った人工物で、ここに白い歯であるセラミックスなどの人工歯を装着して使います。チタンは骨と結合する性質があるので手術で埋め込むと、しっかりと固定されて安定するので、上に乗っている人工歯では硬いものも噛めるようになります。

当院では兄が40年ほど前からインプラントに取り組んでおり、間近で見ていて画期的な治療法であると確信しています。

ただし、インプラントは埋め込む場所に土台となる歯槽骨があること、身体が健康でインプラントの埋入手術を受けるのに支障がないことなどが条件です。このため、治療をするのであれば歯が失われてから早い時期、歯槽骨が残っている時期に行う必要があります（歯が失われると入れ歯をしていても、少しずつ歯槽骨はなくなっていきます）。

反対に欠点もあります。インプラントは自費診療なので入れ歯に比べ、費用が高額になることです。もう一つのポイントは「毎日の清掃が入れ歯よりも面倒であること」です。

入れ歯は寝る前に外して、歯ブラシで磨き、入れ歯洗浄剤に入れるといった具合で意外と管理がしやすいのです。自分で清掃がうまくできなくても、家族など介護者にお願いできます。

しかし、インプラントは口の中にがっちりと固定されているので、天然の歯と同じように歯磨きをする必要があります。

しかも、インプラントと歯ぐきの境目は天然の歯よりもプラーク（歯垢《しこう》）がつきやすく、丁寧に清掃やデンタルフロスをしないと歯周病が発生しやすくなります。インプラントを入れたところに発生する歯周病はインプラント周囲粘膜炎、インプラント周囲炎といわれる病態です。

ちなみにインプラント周囲粘膜炎は、インプラントの周りの歯ぐきに歯周病の炎症が起こっている状態で、この段階ではプラークや歯石を除去すれば治ります。

インプラント周囲粘膜炎を放置しておくと、インプラント周囲炎へと進行し、インプラントを埋めている歯槽骨を破壊します。このため、インプラント周囲炎が重度になるとインプラントが脱落したり、インプラントが使えなくなるために手術で取り除かなくてはならなくなります。

インプラントを入れたら、これまで以上に丁寧に歯を磨くことが必要です。要介護の方の場合、定期的に歯科医師や歯科衛生士に訪問してもらい、清掃をしてもらうこと、インプラント周囲炎がよくない場合は、上部の人工歯を取り外すことも検討する必要があるでしょう。

インプラント・オーバーデンチャーとは

こうしたインプラントの欠点を克服したのがインプラント・オーバーデンチャーです。デンチャーとは入れ歯のこと。インプラントに取り外しのできる入れ歯を装着するというもの。つまり、インプラントと入れ歯を合わせたような治療法です。基本は下の歯に使います。インプラント・オーバーデンチャーは高齢の方を中心に少しずつ広がってきています。

その仕組みはシンプルで、インプラントの頭の部分に入れ歯を固定する「アタッチメント」という部品がついています。これで入れ歯を「カチッ」と連結します。

こうした仕組みから、合わない入れ歯のように食事や会話の途中でズレたり、外れたりする心配がなくなります。その一方で、取り外しも簡単にできるので、夜は入れ歯の部分を取り外して、通常の方法（洗浄剤）で清掃できます。

アタッチメントとその周囲は歯ブラシで丁寧に磨く必要がありますが、目に見える部分なので清掃がしやすく、インプラント周囲粘膜炎やインプラント周囲炎が起こりにくいといわれています。

身体への負担が少ないインプラント・オーバーデンチャー

インプラント・オーバーデンチャーもインプラントを埋入するための手術は必要ですが、身体への負担は低いです。

全顎を通常のインプラントで固定する場合、インプラントの本数は4〜6本となりますが、顎の状態によっては8本、10本の埋入が必要です。インプラント・オーバーデンチャーの場合はほとんどの場合、1〜4本ですみます。そのぶん、メスで歯ぐきを切開したり、ドリルで穴を開けるなどの処置は少なくなります。

インプラントは1本単位で費用（30～50万円）がかかるので、インプラントの数が少なければ経済的な負担も少なくなります。
また、インプラント周囲炎などの問題でインプラントの人工歯を取り外した場合でも、インプラントが残っていればそれを利用してインプラント・オーバーデンチャーにすることができる場合もあります。

図7
インプラント・オーバーデンチャーの仕組み

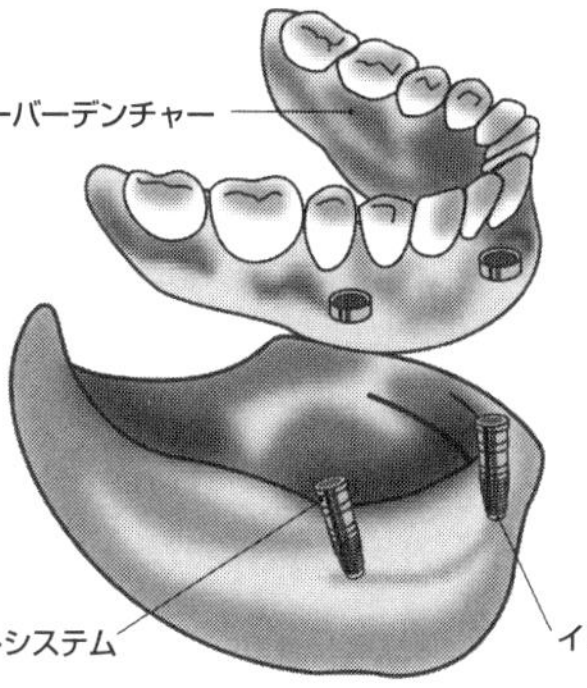

長持ちさせるためには定期的なメンテナンスが必須

ただし、インプラント・オーバーデンチャーにも欠点はあります。患者さんの口の

図8　ロケーターシステム

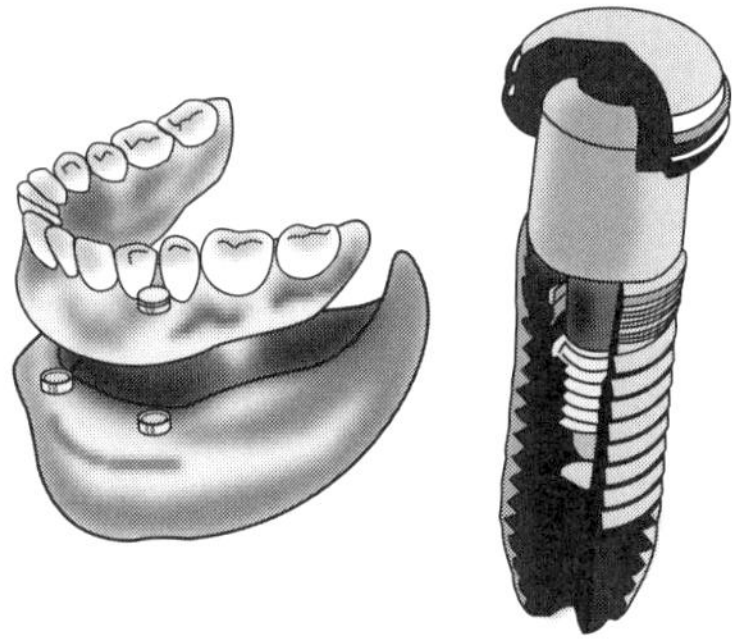

インプラント上部に金属の部品がついており、オーバーデンチャーの部品（床粘膜面にキャップ状の部品が付いている）の頭が入ると固定される仕組みになっている。

中の状態によっては、顎の一部分に過度な力がかかり、その力を受けた部分の歯槽骨が破壊される危険があるのです。

こうしたリスクを減らすためには、噛み合わせに負担のかからないアタッチメントを選ぶことです。アタッチメントにはバー（クリップ）、ロケーター、ボール（ゴムリングまたは金属のバネ）、マグネットの4種類があります。口の状態は一人ひとり違います。入れ歯にするか、インプラント・オーバーデンチャーにするかなども含め、細かな部品についても歯科医師とよく相談して決めましょう。

また、インプラント・オーバーデンチャーも入れ歯やインプラントなどと同様、使い始めたら定期的にメンテナンスを受け、入れ歯の減りや欠けがあったら、そのつど、早めに修復をすることが大事です。ロケーターのゴムリングは3~6か月に一度、取り替えることが推奨されています。また、力を負担する床下粘膜部の粘膜変形は骨の吸収に合わせてリライニングすることも必要となります。

今後は若い世代へのオーラルフレイル啓発にも取り組む

これまでお話ししてきたように私の日々の診療には要介護の患者さんが多く、オーラルフレイルからすでに口腔機能低下症や咀嚼障害、嚥下障害となってしまっているケースが多い現状があります。

私たちはすでに1996年から地域住民の健康を守るためのボランティア的な活動として、福祉施設での歯科健診を進めており、そのなかでデイサービスセンターや特別養護老人ホームなどで口の健診や相談をするだけではなく、心身を元気にしたり、レクリエーションを兼ねて歌などの発声や口の体操、口の衛生指導を実施しています。

今後はもっと若い世代に向けてオーラルフレイルを啓発し、対策に取り組んでもらえるように働きかけていかなければなりません。

一方で、要介護の方々については心のケアも含めた、より一層の取り組みが必要だと考えています。

「南口腔ケアセンター」の設置から約20年がたち、訪問歯科診療で多くの患者さんを診てきました。私が担当した患者さんだけでも延べ約2000人となりますが、一人ひとりの患者さんの顔を今も思い出すことができます。

訪問歯科診療を通じて知ったのは、病院や介護施設で過ごす患者さんは身体の不調だけでなく、心の不調を抱えている方が多くおられるということでした。

「死にたい」という患者さんの声もたびたび耳にし、励ましの声をかけたことも一度や二度ではありません。

こうした方々に口の機能を少しでも取り戻していただき、食べ物をおいしく食べていただき、生きる喜びを見出していただく……。ただ、入れ歯を直すだけでなく、口をきれいにするだけでなく、このような、いわば患者さんの魂を癒す治療が、訪問歯科診療の歯科医師に求められていることを実感します。それだけに、ときには「言葉の薬」も大事で、患者さんとの会話を通じて、元気を与えられたらと考えます。

訪問歯科診療は重い患者さんを診る治療であるだけに責任も感じますし、実際、大変なこともたくさんありますが、私自身は一人ひとりの患者さんに寄り添えるこの仕事に生きがい、やりがいを感じており、オーラルフレイル対策を含めた口の機能の治療、予防にこれからも取り組み、生涯の仕事として全うしていくつもりです。

おわりに

最近、オーラルフレイルが自分自身にしのびよる怖さを実感した出来事があります。長期休みの最中、家族が皆、旅行に出かけ、一人で過ごしました。外出しなかったこともあり、気づくとほとんど誰とも話をせずに数日を過ごしていました。

食事も一人で食べると5分くらいで終わってしまいます。おいしいとか、おいしくないとか、そんなことにも無頓着になっている自分に気づき、「これはまずい」と痛感しました。

おそらく、私のような男性は多いのではないでしょうか。高齢で一人暮らしの方であればなおさらそうだと思います。高齢化で一人暮らしが多い日本では、まさに中高年の多くがオーラルフレイルの危機に直面しているといえます。

本書をお読みいただければおわかりのように、口の機能が低下すると食事をおいしく食べることが徐々に難しくなっていきます。その結果、栄養が偏り、体力が低下します。何よりも危惧されるのはオーラルフレイルによって「食べられない」「うまく話せない」などの理由で、引きこもりがちになっていくことです。これが続くと、心身が弱って、フレイルになっていきます。

しかし、オーラルフレイルの初期段階であれば、セルフケアでよくなります。「年だから」とあきらめてはいけません。口の機能はトレーニングによって若返ります。高齢になっても努力次第で進行を抑えることは可能です。

まずは本書で紹介した対策に取り組んでください。次によく噛めない、入れ歯が合わないなど、自分ではどうしようもない不具合があったら、歯科医院に足を運んでみましょう。そこで歯を治したり、入れ歯を調整したりするといいでしょう。さらにこれらに加え、口の筋力をアップするトレーニングを受けると、口の機能が良好になります。

口の対策が整ったら、できるだけ外に出かけていきましょう。趣味を見つける、友人と話をする、お孫さんに会いに行く、買い物ついでに店員さんと話す……。気軽に話せる相手がいないときは、本書で紹介したような地域のイベントに参加したり、地域住民が集う場所に足を運ぶのもいいでしょう。

身体を動かし、誰かと話をするとお腹がすき、食も進みます。空腹は最大のおかずです。オーラルフレイルがそれほど進んでいない段階であれば、ステーキもおいしく味わって食べられるようになるでしょう。

足腰を衰えさせないために筋トレに励むように、口の機能は日々のトレーニングによって維持できます。トレーニングの方法がわからなかったら本書の第2章を読んでいただき、対策に取り組んでみましょう。他にもインターネットで「オーラルフレイル」や「口腔機能低下症」と検索すると、たくさんの情報を収集することができます。

私たちは日本老年歯科医学会の一員として、これからさらにスピード感を持って、オーラルフレイルについて一人でも多くの方に伝えていきたいと思います。そして、多くの方が最期まで、元気でおいしく食べられる、そんな社会を作るお手伝いができればこんなにうれしいことはありません。

最後まで読んでいただきありがとうございました。

2020年2月

東京歯科大学名誉教授　櫻井 薫

人《ひと》は口《くち》から老化《ろうか》する！

2020年4月15日　初版第1刷

著　者……………………小林健一郎《こばやしけんいちろう》・櫻井薫《さくらいかおる》・栂安秀樹《つがやすひでき》・林　甫《はやしはじめ》
発行者……………………坂本桂一
発行所……………………現代書林
〒162-0053　東京都新宿区原町3-61　桂ビル
TEL／代表 03(3205)8384
振替／00140-7-42905
http://www.gendaishorin.co.jp/
ブックデザイン……………吉崎広明（ベルソグラフィック）
イラスト……………………栗田真里子
編集協力……………………有限会社　桃青社

印刷・製本：(株) シナノパブリッシングプレス
乱丁・落丁本はお取り替えいたします

定価はカバーに
表示してあります

ISBN978-4-7745-1842-8　C0047